Heidi Hassenmüller

SCHWARZ, ROT, TOT

Heidi Hassenmüller

SCHWARZ, ROT, TOT

Klopp · Hamburg

Einband und Reihengestaltung von Kerstin Schürmann, formlabor
Satz: Utesch Media Processing GmbH, Hamburg
Druck und Bindung: Clausen & Bosse, Leck
Printed in Germany 2004
ISBN 3-7817-0767-9

www.klopp.biz

1. Kapitel

Udo Lehnhof saß noch in der Schulkantine, als Rektor Holm, seine Klassenlehrerin Frau Böhme, zwei ihm unbekannte Frauen und ein Mann mit Hornbrille eintraten.

»Wir geben unseren Schülern die Möglichkeit, mittags eine warme Mahlzeit zu essen. Dazu gibt es Tee oder Milch.«

»Dadurch werden die berufstätigen Eltern entlastet und wir sorgen dafür, dass unsere Schüler etwas Gesundes zu essen bekommen.«

»Natürlich wäre dieses Projekt nicht ohne die Mithilfe der Eltern möglich. Aber wir haben genug Freiwillige, die mittags bei der Essensausgabe helfen.«

»Die Preise sind so kalkuliert, dass die Kosten gerade gedeckt werden.«

Es klang, als hätten Herr Holm und Frau Böhme vorher einstudiert, was sie sagen wollten.

Der Mann mit der Hornbrille nickte trotzdem beifällig.

»Eine förderungswürdige Initiative«, sagte er.

Rektor Holm neigte lächelnd seinen Kopf.

Die eine Frau sah zu Udo hinüber.

»Da können wir doch gleich mal fragen, wie es einem Ihrer Schüler heute Mittag geschmeckt hat.«

»Was machst du denn noch hier, Udo?«, fragte Frau Böhme. »Hast du jetzt nicht Turnen?«

»Fällt aus. Herr Grönwald ist krank«, sagte Udo.

Er wünschte, er hätte nicht so getrödelt. Dann würde er jetzt nicht so bescheuert herumsitzen und einer ganzen Kommission etwas von der Qualität der Schulkantine erzählen müssen. Da hätte er es ja gleich mit dem Rosenberg und seiner Clique aufnehmen können. Denn die warteten bestimmt noch draußen auf ihn.

Erika Böhme flüsterte dem Rektor etwas ins Ohr und die Frau wiederholte ihre Frage.

»Und, hat dir das Essen heute Mittag geschmeckt? Was gab es denn überhaupt?«

»Spagetti«, sagte Udo, »Spagetti mit Tomatensoße oder Linsensuppe.«

»Und du hast dich für die Spagetti entschieden«, sagte die andere Frau lächelnd.

Auf Udos T-Shirt war ein großer roter Fleck.

»Ja«, sagte er ausdruckslos, »die Spagetti haben wunderbar geschmeckt.«

Fast die gleichen Worte hatte er heute schon einmal gesagt, sagen müssen.

Udo dachte an die schreckliche Szene vor einer Stunde. Er hatte sich in die Reihe gestellt, sein Tablett in der Hand.

»Spagetti mit Tomatensoße«, hatte er zu der fremden Frau hinter der Theke gesagt. Sie schöpfte aus einem großen Topf die Spagetti und aus einem anderen brodelnde Tomatensoße mit kleinen Hackklößchen.

»Guter Appetit!«, sagte sie. Udo sah sie erstaunt an. Sie lächelte freundlich. Ihr schwarzes Kraushaar war fast ganz unter dem nach hinten gebundenen weißen Kopftuch verschwunden. Ihre dunkle Haut wirkte noch dunkler durch den weißen Kittel, den die Mütter bei ihrer Arbeit trugen. Die meisten freiwilligen Helferinnen waren Mütter von Schülern auf der Schule Hoheneichen. Wahrscheinlich eine Aushilfe von den neuen Asylanten aus Ruanda, hatte Udo gedacht. Für ein schulpflichtiges Kind war sie wohl noch zu jung.

»Nicht so viel reden«, sagte eine andere Mutter und stieß die Frau an.

»Danke«, sagte er und ging zu seinem Platz. Jeder hatte so seinen festen Platz. Seiner war in der Mitte der Kantine vor einer großen Säule. Neben ihm saß sonst immer sein bester Freund Jürgen. Aber Jürgen war heute nicht da. Deshalb konnte der ihn auch nicht warnen, ihm keinen viel sagenden Blick zuwerfen.

Vielleicht hätte es auch nichts geholfen, denn Josef Rosenberg stellte ihm erst im letzten Augenblick ein Bein. Und Udo stolperte, versuchte vergeblich, sein Gleichgewicht zu halten, hielt krampfhaft den Teller fest, bevor er zu Boden ging.

Er schluckte, atmete tief durch. Gerade noch einmal gut gegangen, hatte er noch gedacht. Da drückte jemand seinen Kopf in den Teller.

»Und, schmecken sie? Sag, dass die Spagetti schmecken! Sag es, du Hosenscheißer!«

Udo fühlte die Nudeln an seinen Wimpern kleben. Wie

lange Würmer kringelten sie sich um seinen Hals. Er hustete Spagetti mit Tomatensoße, bekam kaum Luft.

»Sag, dass sie wunderbar schmecken!«

»Die Spagetti schmecken wunderbar«, sagte Udo so laut er konnte.

Der Druck an seinem Kopf verschwand, eine Frau zog ihn hoch. Es war die Frau von der Essensausgabe.

In einer unverständlichen Sprache schalt sie Josef Rosenberg aus und gab Udo ein feuchtes Tuch, damit er sein Gesicht abwischen konnte.

»Du nichts guter Junge«, sagte sie und funkelte Josef an. Der wich zurück. »Gutes Essen«, schimpfte sie weiter, »essen, nicht streiten!«

In der Kantine waren für einen Augenblick sämtliche Geräusche verstummt. Alle sahen zu Udo, der dunkelhäutigen Frau und Josef.

Udo wünschte wieder einmal, er könnte sich unsichtbar machen oder der Boden würde sich unter ihm öffnen, ihn verschlingen, oder ganz einfach, er wäre groß und stark und mutig. Aber er war und blieb, was er war, und der Boden tat sich nicht auf und er wurde auch nicht unsichtbar.

Die Schüler begannen wieder miteinander zu reden, ein paar Mädchen kicherten.

Udo wischte sich sein Gesicht ab, zupfte einige Spagetti von seinem T-Shirt, setzte sich und begann wortlos den restlichen Spagetti-Brei zu essen.

»Du mehr Spagetti?«, fragte ihn die Frau.

Er schüttelte wortlos den Kopf. Hoffentlich ließ sie ihn

bald in Ruhe. Diese offensichtliche Fürsorge war ja peinlich!

Die Frau ging.

Udo sah nicht auf, hoffte inständig, dass Nina schon gegangen war, dass sie seine Blamage nicht miterlebt hatte. Nina Bröddin war Udos Klassenkameradin.

»Den Nachtisch kriegste später«, zischte ihm Josef Rosenberg beim Rausgehen zu.

Deswegen hatte Udo so getrödelt.

Frau Böhme nickte ihm freundlich zu, dann ging sie den anderen zur Küche voraus. »Wir legen natürlich großen Wert auf Hygiene«, hörte er sie noch sagen.

Udo stand auf. Vielleicht hatte er Glück und seine Peiniger hatten es für heute aufgegeben. Oder vielleicht sollte er doch den Umweg über den Buchenweg machen?

Außerdem wohnte im Buchenweg Nummer fünfzehn Nina. Udo begriff selbst nicht, wie er überhaupt auf die Idee kommen konnte, Nina Bröddin könnte je mehr als herablassendes Mitleid für ihn empfinden. Sie konnte jeden Jungen haben, wenn sie gewollt hätte. Aber Nina wollte anscheinend nicht. Auf jeden Fall ging sie mit niemandem von der Schule. Sogar Josef Rosenberg hatte sie abblitzen lassen. Das hatte sich natürlich wie ein Lauffeuer verbreitet. »Ich steh nicht auf Machos«, soll Nina zu ihm gesagt haben. Jürgen hatte es von Karen gehört, die bei ihm im Haus wohnte.

»Wahrscheinlich hat sie einen älteren Macker«, vermutete Jürgen.

Udo dachte an den einen Tag, als Nina ihm aus der Patsche geholfen hatte. Josef Rosenberg und Izmar, ein türkischer Junge, hatten vorm Supermarkt Ecke Weseler Straße auf ihn gewartet. Sie fuhren so vor sein Fahrrad, dass nur ein schneller Sprung vom Rad seinen Sturz verhinderte.

»Na, haste für die Mama Einkäufe gemacht? Bist wohl so ein richtiges Muttersöhnchen?«

»Lasst mich in Frieden«, sagte Udo.

»Friede auf Erden«, antwortete Josefs Freund und grinste hämisch. Beide waren einen Kopf größer als Udo. Udo dachte an die Eier in seiner Einkaufstasche, an den Jogurt und die Milch in der Tüte. Das würde eine schöne Schweinerei geben. Rührei mit Soße!

»Hey, wir reden mit dir«, sagte Josef und stieß gegen sein Fahrrad.

»Was wollt ihr denn?« Udo hielt sein Rad so fest, dass seine Knöchel ganz weiß wurden.

»Wie wäre es mit einem angemessenen Straßenzoll? Ich meine, sozusagen als Versicherung, dass du heil heim zu Mama kommst?«

Udo dachte an das Wechselgeld in seiner Tasche. Er hätte es dafür verwenden können. Aber er bezweifelte, dass sie damit zufrieden sein würden.

»Haste deine Zunge verschluckt?«, fragte Izmar und stellte sein Fahrrad zur Seite. Dabei ließ er Udo nicht einen Augenblick aus den Augen. Er kam fast tänzelnd auf ihn zu. Seine Fäuste bewegte er rhythmisch vor seiner Brust.

»Kann mir vielleicht jemand mit meinem Platten helfen?« Ninas Stimme kam vom Fahrradständer hinter Josef.

Der fuhr herum. Und fast augenblicklich veränderte sich sein eben noch angespanntes Gesicht in ein großes Keep-smiling.

»Ach, wen haben wir denn da? Unsere Beauty-Queen aus der 9b. Ob wir ihr helfen können, Izmar?«

»Klar doch«, sagte Izmar und seine gerade noch geballten Fäuste entfalteten sich. Er machte eine schnippende Bewegung mit Daumen und Zeigefinger.

»Wir können ihr bestimmt helfen! In jeder Hinsicht!« Das klang obszön.

»Maul halten«, zischte Josef ihm zu.

Nina sah ganz kurz zu Udo und wies fast unmerklich mit ihrem Kopf in Richtung Straße. Das hieß wohl so viel wie: Verschwinde – und zwar schnell!

Und Udo trat in die Pedale. Er fühlte förmlich die Blicke der beiden älteren Jungen in seinem Rücken brennen – aber das war's dann auch. Ein kurzer Blick über die Schulter zeigte ihm, dass Josef gerade seine Fahrradpumpe von seinem Rad holte.

Beauty-Queen hatte er Nina genannt. Ausnahmsweise war er mit Josef Rosenberg mal einer Meinung. Und das mit der Queen stimmte auch. Irgendwie war Nina anders als die anderen Mädchen. Da war etwas in ihren Augen, ein Funkeln, das einem unter die Haut ging. Oder vielleicht war es die Art, wie sie ihr langes, blondes Haar aus dem Gesicht strich, so, als öffne sie einen Vorhang. Vielleicht war es auch nur ihre Haltung, als sei es selbstverständlich, dass man für sie zur Seite trat. Trotzdem zog sie Mädchen und Jungen an. Und sie konnte Sachen sagen, die von keiner anderen akzeptiert worden wären. Es war wohl so, wie Jürgen einmal gesagt hatte: »Der eine hat's – der andere nicht!« Und Nina hatte anscheinend alles: Sie sah klasse aus, schien nichts und niemanden zu fürchten und war zu jedem gleich freundlich und doch distanziert. Solange man ihr nicht auf die Zehen trat. Dann zuckte ihre linke Augenbraue in die Höhe und sie schien sofort die passende Antwort parat zu haben. Und als sie zu Josef »Ich steh nicht auf Machos« gesagt hatte, soll sie dabei so gelächelt haben, dass Josef rote Ohren bekam. Jedenfalls hatte Karen das behauptet.

Heute hatte Udo Glück. Vor der Schule war niemand mehr zu sehen und er konnte ohne weitere Zwischenfälle nach Hause radeln.

Seine Mutter war schon da. Sie arbeitete bis zwei Uhr mittags bei einer Bank.

»Und, wie war's in der Schule?«, fragte sie und sah kurz von ihrer Zeitschrift auf.

»Gut!«, sagte Udo. Er war sich nicht sicher, ob sie auf ihre Frage eine richtige Antwort erwartete. Wurde überhaupt eine erwartet? Er wusste es nicht. Seine Mutter interessierte sich kaum für die Schule, höchstens für seine Noten. Und die waren gut. Sie hatte zwar ein schlechtes Gewissen gehabt, weil sie durch ihre Berufstätigkeit nicht in der Kantine helfen konnte. Aber Udo hatte sie beruhigt. »Da gibt es genug Freiwillige, Mutter. Die drängeln sich sozusagen. Als wenn es etwas umsonst geben würde.« Gab es auch, denn grundsätzlich durften die Mütter das übrig gebliebene Essen mit nach Hause nehmen. Aber das hatten sie selbst glücklicherweise nicht nötig. Und er war auch erleichtert, dass seine Eltern nicht zu viel vom Schulbetrieb mitbekamen. Die hätten ganz schön gestaunt, was da so lief. Und er war überzeugt, sie würden lieber nicht zu viel davon wissen wollen.

Als es durch die Medien ging, dass in Amerika eine Lehrerin an einer Schule von einem Schüler getötet worden war, waren sein Vater und seine Mutter ganz entsetzt gewesen.

»So etwas wäre doch hier bei uns nicht möglich! Was meinst du, Udo?«

Udo zuckte mit den Schultern. »Weiß nicht«, sagte er dann plötzlich ehrlich. Es war schließlich den Versuch wert. »Man sieht ja keinem an, was in seinem Kopf herumgeht und ...«

»Aber doch nicht so etwas!«, unterbrach ihn sein Vater. »Wir haben früher auch Streiche ausgeheckt. Aber die waren doch mehr oder weniger harmlos. Niemand, der richtig zu Schaden kam.«

Seine Mutter nickte beifällig. Damit war das Thema erledigt.

Udo dachte an Leo Lintorf. Der war immer »der« Leo. Es gab fast keinen Tag, an dem er nicht gepiesackt wurde. Und »piesacken« war noch ein harmloses Wort für all das Anpöbeln, Schubsen und Knuffen. Einmal hatten Josef und seine Clique Leo kopfüber in eine Abfalltonne gesteckt. Nur das schnelle Eingreifen der Pausenaufsicht hatte Schlimmeres verhindert. Und Leo, was tat der? Nichts. Sein Gesicht war eine undurchdringliche Maske. Und wenn so einer dann mal durchdrehen würde, ja, dann würde jeder sagen: »Das war doch immer so ein ganz ruhiger, ein lieber Junge.« Vielleicht sind das die Schlimmsten, dachte Udo. Jürgen und er hielten sich lieber raus. Gelang ja auch im Allgemeinen ganz gut.

Und als das mit der Abfalltonne und Leo passierte, hatte er wie die anderen dabeigestanden und blöde gegrinst. Obwohl sein Bauch plötzlich ein dicker Klumpen wurde.

Aber er würde den Teufel tun und sich mit Josef anlegen. Das wäre der reinste Größenwahn. Heute hatte er es ja zu spüren bekommen. Dabei hatte er gestern Leo nur geholfen. Jan, ein Handlanger Josefs, groß und breitschultrig, hatte Leos Rucksack im Gang gepackt und den Inhalt auf den Boden gekippt. »Nee, Josef, er hat wirklich keine Windeln dabei!« Josef hatte gegrinst, sich umgedreht und Izmar und Jan folgten ihm nach draußen. Nur deswegen hatte Udo es gewagt, Leo beim Einsammeln seiner Bücher und Hefte zu helfen. Leo hatte ihn nicht angesehen. Kein Wort des Dankes. Die ganze Zeit schaute Leo auf den Boden, als ob man ihn dadurch nicht sehen würde. Blöder Feigling, hatte Udo gedacht. Aber jemand musste sie doch beobachtet haben. Die Sache in der Kantine war die Quittung für sein unangebrachtes Heldentum. Und eine Warnung! Halt dich raus, sonst bist du der nächste Leo!

»Dein T-Shirt sieht ja toll aus«, sagte seine Mutter, einen zweiten Blick auf ihn werfend.

»Ja, toll«, bestätigte Udo. In der Werbung würde die

Mutter jetzt strahlend das verschmutzte T-Shirt in die Waschmaschine stecken und ihn dabei liebevoll ansehen. »Glücklicherweise habe ich dafür den Fleckenteufel«, würde die Fernsehmutter sagen und Fernsehmutter und Fernsehsohn würden dabei um die Wette strahlen. Seine Mutter fragte: »Hast du Stress gehabt?«

»Nee«, sagte Udo, »ich bin nur mit meinen Spagetti zu Boden gegangen.« Das war nicht mal gelogen.

Mutter seufzte leise und las weiter in ihrer Zeitschrift, sah dann noch einmal auf.

»Bruto hat wieder an der Tür gekratzt. Seitdem du ihm immer wieder Milch hinstellst, hat er dich wohl in sein Herz geschlossen.« Bruto war ein Kater aus der Nachbarschaft und streunte bei Wind und Wetter durch die Vorgärten. Udo hätte ihn gerne mit in sein Zimmer genommen, aber Mutter war allergisch gegen Katzenhaare. So begnügte Udo sich damit, ihm ein Schälchen Milch vor die Tür zu stellen. Dankbar rieb Bruto dann seinen Kopf an Udos Jeans. Manchmal ließ er es auch zu, dass Udo ihn zwischen den Ohren kraulte.

»Ach ja, ich soll dir von Opa Hans noch Grüße bestellen. Ob du auch Lust hast, morgen Abend bei ihm zu essen. Er will grillen, glaube ich.«

Opa Hans war Vaters Vater. Udo mochte ihn sehr. Er erinnerte sich noch an die Zeit, als Opa bei ihnen gewohnt hatte. Es schien vor ewigen Zeiten gewesen zu sein. Opa hatte immer Zeit für ihn gehabt. Er konnte zuhören, auch wenn Udo erst einmal nach Worten suchen musste. Und wenn Udo stockend anfing, legte Opa seine Zeitung zur

Seite. Er unterbrach ihn nie, hörte geduldig zu. Und mit seiner Antwort nahm er sich auch Zeit. Fix und fertige Lösungen waren nicht Opas Ding. »Tja«, begann er meistens, »da haben wir wirklich ein Problem.« Und Udo glaubte ihm, dass Opa sein Problem auch wirklich als Problem ansah.

Opa wohnte seit zwei Jahren in den feuchten Zimmern seines Schrebergarten-Häuschens.

»Nur bis die Wohnungen am Wiesengrund fertig sind. Da soll ich eine Zweizimmerwohnung im Parterre bekommen.« Vielleicht hatte er jetzt die Zuweisung erhalten?

»Cool«, sagte Udo. »Seid ihr auch eingeladen?«

»Klar doch«, sagte Mutter. »Wahrscheinlich hat Opa was zu feiern.«

Ja, Opa hatte was zum Feiern.

»Ich habe eine Rentennachzahlung erhalten«, sagte Opa strahlend. »Und da man ja bekanntlich nichts mitnehmen kann, dachte ich, ich lade ein paar Leute ein. Und wir lassen es uns gut gehen. Wer weiß, wie lange noch!«

Für einen Augenblick nickten alle mehr oder weniger nachdenklich.

Die Gäste waren Opas Kegelbrüder, Nachbarn aus der Schrebergartensiedlung und Udos Vater und Mutter.

»Du hilfst doch beim Grillen, Günther«, bat Opa seinen Sohn.

Der nickte und verschwand zu dem Holzkohlengrill, der im Garten stand.

Opas Nachbarn hatten Tische und Stühle mitgebracht und eine Stunde später hatten alle Würstchen, Steaks und

Fleischspieße auf den Papptellern vor sich. Berta, die Frau von Opas bestem Freund Otto, hatte eine Schüssel Kartoffelsalat gemacht.

Die Sonne schien, der Himmel war wolkenlos blau und alle hatten genug zu essen und zu trinken. Die meisten Männer tranken Bier, für die Frauen schenkte Mutter einen lieblichen Wein ein. Udo trank Cola.

»Es lebe die Rentennachzahlung!« Otto prostete Opa mit seiner Flasche zu.

»Und ich dachte, du hättest vielleicht die Zuweisung für die neue Wohnung bekommen«, sagte Udo.

Auf einmal verstummten alle Geräusche. Alle sahen Udo an, als hätte er etwas Unpassendes gesagt.

»Ja, das habe ich auch geglaubt«, sagte Mutter. Sie sah sich erstaunt um. »Was ist denn los?«

»Nichts, nichts«, brummte Opa. »Kommt, wir lassen uns den Tag nicht verderben.« Er klopfte Udo beruhigend auf die Schulter und stand auf. »Wer will noch ein Würstchen?«

Später, als die Männer noch mehr Bier getrunken hatten, hörte Udo, warum er ins Fettnäpfchen getreten war. Nein, eigentlich war das schon kein Näpfchen mehr, sondern ein Riesennapf. Die Stimmen wurden lauter.

»Seit Jahren stehen wir auf der Warteliste für die Wohnungen!«

»Im letzten Winter hatten wir kein fließendes Wasser. Alle Leitungen waren zugefroren!«

»Unzumutbar, hat die Sozialbehörde gesagt!«

»Und wer bekommt die Wohnungen? Die Asylanten!«

»Ausländer sind eben wichtiger als ehrliche Deutsche!«

»Denen wirft man alles hinterher!«

»Und die Rechnung bezahlen wir!«

Opa hob abwehrend die Hände in die Höhe. »So einfach ist das wohl doch nicht. Natürlich hatte man uns die Wohnungen versprochen. Aber glaubt ihr wirklich, dass die Flüchtlinge und Asylanten nicht lieber in ihrer eigenen Heimat geblieben wären?«

2. Kapitel

Die Zeitungen waren voll von empörten Leserzuschriften. Kaum jemand begriff die unerwartete Zuweisung der Wohnungen am Wiesengrund an Asylanten und Flüchtlinge.

»Wo sollen sie denn sonst hin?«, fragte Udo Opa.

»Keine Ahnung«, sagte Opa hilflos. »Aber unsere Politiker machen immer wieder Fehler. Ist doch klar, dass diese Wohnungszuweisung böses Blut gibt. Und anscheinend wollen sie nicht sehen, was sich dadurch anbahnt: immer mehr Fremdenhass!« Opa seufzte tief. »Außerdem sind einige Flüchtlinge ganz normale Kriminelle, andere Terroristen. Das muss ja Probleme geben!« Noch hilfloser fuhr er fort: »Leider weiß ich auch keine Lösung. Das ist ja gerade das Schlimme daran. Irgendwie ist der ganze Karren verfahren. Nur wer soll ihn wieder aus dem Dreck ziehen?«

Das Flüchtlingslager war ein langer, grauer Flachbau und lag außerhalb der Stadt. Im Krieg soll da ein Munitionslager gewesen sein.

»Und jetzt lagern sie dort wieder Munition ein«, sagte Opa und nickte bedächtig. »Eines Tages knallt es ganz gewaltig.«

Udo begriff Opa nicht. »Wieso soll es da knallen?«

Opa nickte wieder. »Ja, die alte Munition haben sie abtransportiert. Aber so viele verschiedene Menschen zusammenzupferchen – das kann auf Dauer nicht gut gehen. Irgendwann geht die Bombe hoch!«

»Aber dann ist es doch wichtig, dass sie endlich Wohnungen bekommen?«

Opa nickte.

»Natürlich ist es wichtig, dass sie vernünftige Wohnungen bekommen. Aber doch nicht *die* Wohnungen, die man uns versprochen hat. Vielleicht hätte man den Ausländern auch mehr in ihrer eigenen Heimat helfen sollen. Dafür zahlen wir doch schließlich Entwicklungshilfe.«

Opa schnaubte verächtlich.

»Und dann die Kriege in Afghanistan und im Irak! Der Steuerzahler bezahlt doch immer mit. Erst werden große Reden geschwungen, aber dann wollen alle am Wiederaufbau verdienen. Genauso, wie die Leute hinter den Kulissen erst an den Kriegen verdient haben.«

Opa sah Udo eindringlich an. »Begreifst du, dass da ganz einfach Fehler gemacht werden? Ich meine, von den Leuten in der Politik. Ich gönne jedem anständigen Menschen ein Dach über dem Kopf. Aber man sollte den Einheimischen nicht das Gefühl geben, sie kämen an zweiter Stelle. Das gibt ganz bestimmt noch gehörigen Ärger!«

Nachdenklich ging Udo nach Hause. Er fand es auch total blöde, dass Opa und seine Nachbarn jetzt wieder auf neue Wohnungen warten mussten. Man hatte sie schon so oft vertröstet.

Unter der Brücke sah Udo einige Schatten. Instinktiv blieb er stehen. Aber jemand hatte ihn gehört und die Schatten verschwanden. Oder sie verschwanden wegen dem Mann, der neben ihm auf einem Fahrrad vorbeifuhr.

Der Mann fuhr weiter.

Udo blieb stehen.

Er sah neugierig auf ein rotes Plakat, das halb angeklebt an der Wand hing. Er strich es glatt.

»Ausländer raus!« stand da in großen, schwarzen Buchstaben. Und darunter: »Kameraden, wehrt euch!« Hinter dem »wehrt euch« war eine geballte Faust und in jeder Ecke des Plakates war ein Hakenkreuz abgebildet.

Hatte Opa also doch Recht, dachte Udo. Und das war das Letzte, was er dachte.

Ein Schlag traf ihn am Hinterkopf, sodass er mit dem Gesicht gegen das Plakat an der Mauer fiel. Seine Nase begann zu bluten und er taumelte. Er versuchte noch dem unbekannten Angreifer auszuweichen, aber ein zweiter schlug ihm so heftig in den Magen, dass er wie ein Taschenmesser zusammenklappte und auf die Knie fiel.

»Du elendes Nazischwein«, hörte er jemanden sagen. Udo duckte sich, versuchte, mit den Armen sein Gesicht zu schützen, als er eine Faust auf sich zukommen sah. Er erwartete den Schlag, seine Augen jetzt fest zusammengekniffen.

Aber der Schlag kam nicht.

Vorsichtig öffnete Udo die Augen.

Er sah ein Paar Springerstiefel, darüber eine braun-grün gefleckte Tarnhose. Ein Junge lächelte auf ihn herab.

»Kannste stehen?«

Udo nickte. Ihm war übel. Bloß nicht kotzen, dachte er, während er schwankend aufstand.

Plötzlich veränderte sich die Haltung seines Retters. »Maul halten, ja!«, zischte er. Und weg war er.

Ein Polizeiwagen hielt neben Udo. Zwei Polizisten stiegen aus, betrachteten erst Udo, dann das blutverschmierte Plakat.

»Ist das von dir?«, fragte der eine Polizist.

Udo schüttelte den Kopf. Er war noch immer ganz benommen.

»Und warum hat man dich so zugerichtet?«

Wie zugerichtet?, dachte Udo.

Der andere Polizist schob seinen Kollegen zur Seite.

»Der Junge muss zum Arzt. Fragen kannste später noch!«

Udos Nase war nicht gebrochen. Und die Prellung in seinem Gesicht würde in einigen Tagen abschwellen.

»Gut kühlen«, sagte der Arzt zu Udos Mutter. »Alles halb so schlimm.«

Mutter war trotzdem ganz blass. Und Vater presste seine Lippen zusammen. »So weit ist es jetzt schon gekommen! Ein anständiger Junge kann nicht einmal mehr sicher nach Hause gehen. Er hat doch niemandem etwas getan!« Im Auto sagte er: »Bloß gut, dass dir jemand geholfen hat«, und dann fragte er noch: »Du hast keine Ahnung, wer das war?«

»Nein«, sagte Udo. »Keine Ahnung!«

Wie immer fragten seine Eltern nicht weiter. Sie wollten wahrscheinlich gar keine Antwort. So war das einfacher. Keine Ahnung, natürlich. Nein, wir haben wirklich nichts gewusst!

Opa hätte sich nicht so einfach abspeisen lassen!

»Keine Ahnung«, hatte Udo auch auf dem Polizeirevier gesagt.

Er könne seinen Retter nicht beschreiben. »Mir war schwindelig«, behauptete er.

»Maul halten«, hatte der Unbekannte zu ihm gesagt. Da würde er ihn doch nicht verpfeifen. Außerdem hatte er es ihm zu verdanken, dass er nicht noch mehr abbekommen hatte.

»Würdest du ihn wieder erkennen?«, hatte man Udo gefragt.

Udo hatte den Kopf geschüttelt. Das tat weh.

»Nee«, hatte er gesagt. »Ich habe nach dem Schlag nur noch Sterne gesehen.«

Udo bestand darauf, am nächsten Tag zur Schule zu gehen.

Sein linkes Auge war kaum noch zu sehen und die Wange war blau-rot verfärbt und doppelt so dick wie normal. Aber irgendwie fand er, es sähe cool aus. Als wenn er glorreich eine Schlägerei hinter sich gebracht hätte. Er würde sich hüten, den Unbekannten zu erwähnen.

»Mensch, Alter, bist du unter 'ne Dampfwalze geraten?«, fragte Jürgen.

Udo schüttelte vorsichtig den Kopf und sah zu Josef

Rosenberg hinüber. Der hatte auch ein Veilchen, das sich sehen lassen konnte, und Izmar trug seinen Arm in einer Schlinge.

Also doch, dachte Udo. Aber viel erstaunlicher fand er die Tatsache, dass die beiden, die ihn vermutlich überfallen hatten, seine Blicke mieden. Ob sie befürchteten, er könnte sie verpfeifen?

Während des Matheunterrichts bei Herrn Peters klopfte es plötzlich an die Klassentür und sein Rektor, Herr Holm, kam herein.

»Udo Lehnhof?« Sein Blick glitt suchend über die Jungen und Mädchen, ruhte einen kurzen Augenblick auf Josef und Izmar, um sich dann Udo zuzuwenden.

»Komm bitte mit!« Er drehte sich abrupt um. Udo stand auf und folgte ihm. Er war sich der vielen Blicke in seinem Rücken bewusst. Und da er wusste, dass Nina ihm auch nachsah, straffte er seine Schultern und versuchte, unbekümmert zu grinsen. Das fiel durch die Schwellungen in seinem Gesicht eher grotesk aus.

Im Zimmer des Rektors warteten zwei andere Männer auf ihn. Vor sich hatten sie ein rotes Plakat mit dem gleichen Text wie gestern Abend. »Ausländer raus!« Und »Kameraden, wehrt euch«. Und die Hakenkreuze.

Die beiden Männer sahen ihn eindringlich an.

»Was hast du dazu zu sagen?«

Udo zuckte die Schultern.

»Du wurdest beim Ankleben des Plakates beobachtet!«

»Ich?« Udo war ehrlich entrüstet.

»Nun spiel hier nicht den Unschuldigen«, sagte der eine

Mann und klopfte mit zwei Fingern ungeduldig auf den Tisch. »Wir wollen wissen, wer deine ›Kameraden‹ sind. Du hast die Plakate ja wohl nicht alleine gemacht.«

Langsam kam eine Riesenwut in Udo hoch. Da wurde er feige von hinten angegriffen und die beiden Typen behandelten ihn, als wäre er ein Verbrecher. Warum knöpften sie sich nicht Josef und Izmar vor? Die hatten bestimmt was mit der Sache zu tun. Na ja, Izmar wohl nicht mit dem Plakat, schließlich war er selber ein Ausländer. Aber bei dem Überfall auf ihn hatte er sicher mitgemischt. Der Arm in der Schlinge sprach ja wohl für sich.

Wahrscheinlich hatten Opa und seine Kegelbrüder doch Recht. Ausländer waren wichtiger als ehrliche Deutsche.

»Woher kamst du eigentlich?«

Auch das hatte Udo schon gestern Abend bei der Polizei gesagt. Aber er wiederholte es.

»Ich war bei meinem Opa in der Schrebergartensiedlung!«

Die Männer warfen sich einen Blick zu.

»Hans Lehnhof«, sagte der eine. »Einer der Anwärter für die Wohnungen am Wiesengrund!« Die Männer wussten anscheinend schon einiges über ihn und seine Familie.

»Ja, und?«, sagte Udo patzig. »Lange genug wartet er ja schon!«

Die Männer schwiegen.

Ihr könnt mich mal, dachte Udo und sagte auch nichts mehr.

»Das ist kein Umgang für dich«, sagte der andere Mann nach einer Weile. »Halte dich da raus!«

Der hat sie doch nicht alle! Wer ist kein Umgang für mich? Opa?

Josef und Izmar? Na ja, mit denen pflegte er keinen Umgang, wie der Typ sagte.

Oder meinte er seinen unbekannten Retter?

Die Männer wechselten einen Blick mit dem Rektor und der nickte.

»Du kannst dann gehen«, sagte Herr Holm.

In der Pause herrschte auf dem Hof eine gespannte Stimmung. Es war wie die Stille vor einer Explosion.

Josef Rosenberg hatte sich mit seiner Clique in die Ecke neben den Abfallcontainern zurückgezogen. Sie sprachen nur flüsternd miteinander.

Leo Lentink aß mit stoischem Gesicht sein Pausenbrot. Niemand beachtete ihn.

Udo stand mit Jürgen am Zaun.

»Nun erzähl mir endlich, was gestern Sache war«, sagte Jürgen leise. »Hier ist doch was oberfaul.«

Udo erzählte ihm von den Schatten, die er unter der Brücke gesehen hatte, von dem halb angeklebten Plakat und dem Angriff von hinten. Von seinem Retter sagte er nichts.

»Und wieso sind die auf einmal abgehauen?«, fragte Jürgen ungläubig.

»Wahrscheinlich wegen der Bullen«, sagte Udo.

Er bemerkte die Blicke der anderen Schüler. Es war, als sähen sie ihn heute zum ersten Mal.

Das gefiel ihm.

Plötzlich kam Nina auf ihn zu. In ihrer Hand hatte sie ein paar rote Fetzen Papier. Sie warf die Fetzen vor seine Füße. Es war ein zerrissenes Plakat. Genau so eins wie das unter der Brücke. Oder wie das im Lehrerzimmer.

»Hast du was damit zu tun?«

Plötzlich schienen alle Augen auf dem Schulhof auf ihn und Nina gerichtet zu sein.

»Nein«, sagte Udo und spürte, dass er rot wurde.

Sie sah ihn prüfend an. »Und dein Veilchen ist vom Weihnachtsmann!« Das war keine Frage, sondern eine ironische Feststellung.

Udo schwieg. Was sollte er auch tun? Er konnte ihr doch nichts sagen. Natürlich könnte er noch einmal von den Schatten, dem halb herabhängenden Plakat und dem Überfall durch Unbekannte erzählen, aber Nina sah ihn so durchdringend an, dass ihm jedes weitere Wort in der Kehle stecken blieb. Mal abgesehen davon, ob sie ihm überhaupt glauben würde.

Herr Weidlich, der Pausenaufsicht hatte, stand plötzlich neben ihnen.

»Heb das auf«, sagte er zu Udo.

Udo bückte sich und knüllte die Fetzen zu einem Ball zusammen.

»Wirf es in den Abfall«, sagte Herr Weidlich. »Da gehört es ja wohl hin.«

Beim Mittagessen in der Kantine – heute gab es Frikadellen, Kartoffelbrei und Brechbohnen – füllte ihm die gleiche Frau den Teller, die ihm auch vor zwei Tagen die Spagetti aufgetan hatte. Sie erkannte Udo und schob ihm wortlos den Teller zu.

»Guter Appetit?«, fragte Udo.

Sie wandte sich demonstrativ dem nächsten Schüler zu. Blöde Kuh, dachte Udo. Erst macht sie einen auf Samariter und dann tut sie so, als würde sie mich nicht mehr kennen.

Udo ging mit Jürgen zu seinem Platz. Es war ungewöhnlich ruhig im Speisesaal.

»Scheint, als wäre mein Zusammenstoß mit Josef und Izmar die Neuigkeit überhaupt«, sagte Udo leise zu Jürgen. »Die schaun mich alle an, als hätte ich auf einmal zwei Köpfe.«

»Ich denke, es ist wegen des Plakats«, erwiderte Jürgen ebenfalls fast flüsternd.

»Aber damit habe ich doch nichts zu tun!«

Jürgen warf ihm einen schiefen Blick zu.

»Das sehen einige wohl anders.«

Und weil Udo schwieg, fügte er noch hinzu: »Sonst wären ja auch die beiden Männer nicht hierher gekommen. Die waren bestimmt vom Verfassungsschutz!«

»Wie kommst du denn darauf?«, fragte Udo. »Das waren ganz einfach Bullen in Zivil.«

Aber ganz sicher wusste Udo das natürlich auch nicht. Konnte ihm ja auch egal sein. Er hatte ja nichts mit den Plakaten zu tun.

Und wenn Nina das von ihm glaubte, war ihm das auch egal. Er war hinterrücks angefallen worden. Und jetzt war er auf einmal der Böse. Wer weiß, was noch alles passiert wäre, wenn der Unbekannte nicht aufgetaucht wäre. Wahrscheinlich wäre es dann nicht so glimpflich für ihn abgelaufen.

Das Gleiche dachte sein Vater auch. Beim Abendessen erkundigte er sich ungewohnt interessiert nach Udos Tag. »Wie war es heute?«

»War unwahrscheinlich ruhig«, sagte Udo. Er lachte kurz auf. »Sieht so aus, als wenn sie auf einmal glauben, ich wäre Supermann.«

»Na ja, war wohl auch dein Glück, dass die Polizei gerade noch rechtzeitig kam.«

»Ja«, sagte Udo, »das war dann wohl mein Glück.«

»Ein andermal hast du vielleicht nicht so 'n Glück«, sagte Vater.

Udo legte sein Messer auf den Teller. Da war doch etwas im Busch. Worauf wollte Vater hinaus?

Vater fragte ihn: »Was hältst du denn davon, wenn du Judo lernen würdest? Mir hat Judo jedenfalls früher oft aus der Patsche geholfen. Und du könntest dich dann beim nächsten Mal auch besser verteidigen.«

Günther Lehnhof fing einen Blick seiner Frau auf. Schnell verbesserte er sich: »Ich meine, falls es noch ein nächstes Mal geben sollte.«

Davon war Udo leider überzeugt. Josef und Izmar würden nicht so schnell klein beigeben. Und dann würde es schlimmer aussehen. Aber Judo? Das war doch total ›out‹. Wenn schon, dann wollte er lernen, wie man einen Gegner schachmatt setzte. Und das sagte er auch seinem Vater.

3. Kapitel

»Der Handkantenschlag ist eine sehr wirkungsvolle und bekannte Karatetechnik. Seine Wirkung erhält er aus der Schnappbewegung des Ellbogens und der Drehung aus dem Handgelenk!«

Der Karatelehrer zeigte mit weit auseinander stehenden Füßen und leicht schwingenden Armen, wie die Kraft in die Hand fließen sollte, die den Schlag ausführen würde.

Udo blickte gelangweilt zur Seite. Das war doch alles Mumpitz.

Vorhin hatte er beim Judo zugeschaut, aber das hatte ihn total genervt. Schon die höflichen Verbeugungen vor dem Gegner reizten seine Lachmuskeln. Als wenn ein gewisser Josef Rosenberg höflich abwartend stehen bleiben würde, bis er seine Griffe anwenden könnte. Bevor er überhaupt eine Chance hätte, läge er schon in irgendeiner Ecke. Hatte er seinem Vater doch gleich gesagt. Aber heute war in der Sportschule »Tag der offenen Tür« und so hatte Udo sich überreden lassen, es sich zumindest mal anzuschauen.

»Der Ellbogenschlag hätte dich wahrscheinlich vor dem üblen Schlag in den Magen bewahrt«, sagte eine Stimme neben Udo.

Überrascht blickte er auf. Vor ihm stand sein unbekannter Retter.

»Oh, hallo«, sagte er und fühlte wieder, dass er rot wurde.

Er war überrascht, dass der Typ nicht so groß war, wie er ihn in Erinnerung hatte. Aber da hatte er ja zuerst auch auf dem Boden gelegen.

»Willi«, sagte sein Gegenüber und streckte ihm fast förmlich die Hand hin.

»Udo«, sagte Udo, erwiderte den Händedruck und wusste nichts weiter zu sagen.

»Komm, ich lad dich zu 'ner Cola ein«, sagte Willi.

Einige Minuten später saßen sie an einem wackeligen weißen Plastiktisch im Aufenthaltsraum der Sportschule.

Udo überwand seine Verlegenheit.

»Auch noch vielen Dank für neulich«, sagte er. »Die hätten mich ganz schön fertig gemacht.«

»Gesocks«, sagte Willi und grinste. »War mir echt ein Vergnügen.« Er rieb über seine Knöchel, als würde er gerne noch einmal zuschlagen.

Udo musste lachen. Willi sah auch wirklich so aus, als wäre das Ganze ein Heidenspaß für ihn gewesen. Dabei war er nicht einmal besonders breitschultrig.

Willi ahnte wohl, was Udo dachte.

»Kraft, mein Lieber, kommt nicht von hier«, er zeigte auf seinen Bizeps, »sondern von hier.« Er wies auf seinen Kopf.

»Du musst dem Gegner überlegen sein und«, er grinste wieder, »ein paar gute Griffe kennen.«

»Und die kennst du?«, fragte Udo.

»Grundausbildung Karate«, sagte Willi. »Und dann besonders die Stoß- und Schlagtechnik.« Er überlegte einen Moment und fügte noch hinzu: »Die richtige Beintechnik ist auch nicht zu verachten.«

Udo rümpfte seine Nase. »Der Lehrer, der die Einführung machte, hat so viel von geistiger und seelischer Ausgeglichenheit erzählt. Und dass mit der Beherrschung der Technik der Geist frei wird. Total abgehoben!«

»Und das gefällt dir nicht?« Willi zog den Strohhalm aus seiner Cola und trank aus der Flasche.

Udo zog die Schultern hoch. »Wenn überhaupt, will ich mich verteidigen können. Dann kommt der freie Geist wahrscheinlich von ganz alleine. Weil ich mir nämlich keinen Kopf über gewisse Typen machen muss.«

Jetzt lachte Willi laut.

»Du bist schon okay. Aber melde dich doch einfach mal beim Karate an. Das ein oder andere wirst du gebrauchen können.«

Udo verschluckte sich beinahe an seiner Cola.

»Wofür gebrauchen?«

Willi knuffte ihn freundschaftlich in die Seite.

»Na ja, wenn das nächste Mal die Sau los ist. Ist immer gut, wenn man ein paar Tricks auf Lager hat.«

Er sah Udo prüfend an. Dann nickte er wieder.

»Ja, du gefällst mir wirklich. Besuch mich mal. Baderstraße zehn. Dreimal klingeln.«

Er stand auf und lächelte auf Udo herab.

»Morgen«, sagte Willi, »morgen Mittag habe ich Zeit!« Das klang beinahe wie ein Befehl.

Total sprachlos sah Udo Willi hinterher. Der ging ohne sich umzublicken nach draußen und verschwand um die nächste Ecke.

Mensch, das ist ein cooler Typ, dachte Udo. Den schien so schnell nichts aus der Fassung zu bringen. Er glaubte beinahe das »Maul halten!« nur geträumt zu haben. Bei Tageslicht sah Willi absolut freundlich aus, total harmlos. Na ja, freundlich war er, aber harmlos? Er hatte bestimmt ein paar Tricks auf Lager, denn sonst hätte er nicht im Handumdrehen Udos Angreifer verjagen können.

Udo ging zurück, um sich für Karate anzumelden.

»Karate als Lebensschule« stand auf der Broschüre. Und darunter der Satz: »Oberstes Ziel in der Kunst des Karate ist weder Sieg noch Niederlage – der wahre Karatekämpfer erstrebt die Vervollkommnung seines Charakters.«

Na, wenn das nicht absolut bescheuert klingt, dachte Udo. Trotzdem bat er, ihm ein Aufnahmeformular zu geben.

»Du brauchst die Unterschrift deines Vaters oder deiner Mutter«, sagte der Mann, der ihm das Formular überreichte.

Udo nickte. Er hatte keine Bedenken, dass seine Eltern etwas gegen seinen Entschluss, Karate zu lernen, haben würden. Schließlich war sein Vater selbst auf die Idee gekommen, weil ihm früher Judo manchmal ›aus der Patsche geholfen hatte‹.

Auch auf dem Anmeldeformular war eine Seite den geistigen Grundlagen gewidmet.

»Die Zeit der Grundschule – Kihon – ist sehr hart. Das Lernen der einzelnen Techniken erfordert viel Konzentration und Selbstkritik. Durchdenken, ein starker Wille und Selbstkontrolle sind immer wieder erforderlich. Die erzieherischen Werte im wahren Karate sind sehr groß. Karate vermittelt durch den verantwortungsbewussten Ausbilder eine sehr gute und gesunde Lebenshaltung. Das Leben ist Kampf und nur im Kampf wächst und reift der Mensch. So wird der Karate-Schüler nach der Grundschule – im Kumite – den Kampf mit dem Gegner lernen.

Jemand, der nicht ›kämpft‹, sich mit den Ereignissen und Dingen, die im täglichen Leben auf uns einwirken, nicht (geistig) auseinander setzt, hat etwas von seinem Menschsein aufgegeben.«

Udo ließ das Formular sinken. Ob jemand diesen Unsinn glaubte? Na ja, seine Eltern würden das gut finden. Er wusste jedenfalls sicher, dass er sich nicht geistig mit Josef und Konsorten auseinander setzen wollte. Die würden sich höchstens schlapp lachen.

Und Willi? Er hatte von ein paar wichtigen Tricks gesprochen.

In der Zeitung hatte Udo gestern eine Anzeige von einer anderen Schule gelesen: Karate – in vierundzwanzig Stunden unbesiegbar! Das wäre eigentlich wichtiger, dachte Udo. Er würde morgen mit Willi darüber reden.

»Klar, das klingt super«, sagte Willi, als Udo ihn am nächsten Tag fragte. Er saß Udo auf seiner Schlafcouch gegenüber. »Aber diese Schulen haben einen schlechten Ruf. Und wir wollen keine negative Presse.«

Udo begriff ihn nicht. »Wieso ›wir‹?«, fragte er.

Willi antwortete nicht, sondern stand auf.

»Ich hol uns mal was zu trinken!«

Während Willi in die Küche ging, sah Udo sich in dem Zimmer um. Seine Mutter würde sich freuen, wenn Udos Zimmer mal so aufgeräumt wäre. Aber Willi wohnte nicht zu Hause. Sein Namensschild »Willi Wöhlert« war unter dem seiner Zimmerwirtin »Gertrude Roßkamp« angebracht. »Eine treue Seele«, hatte Willi gesagt. »Hat ihren Mann kurz nach dem Krieg verloren. Aber der Idee ist sie immer treu geblieben.«

»Was für 'ner Idee?«

Willi hatte nur gelächelt. »Komm erst mal rein!«

»Und, hast du noch Ärger mit diesen Typen gehabt?«, fragte Willi Udo, als er aus der Küche zurückkam.

Udo schüttelte den Kopf.

»Nee, die sind in den letzten Tagen besonders zahm. Als wenn sie vor irgendwas Schiss hätten.«

Willi nickte zufrieden. »Da siehst du ihre wahre Art. Feige und ohne Rückgrat. Aber wir werden es ihnen noch zeigen.«

Wieder begriff Udo nicht, was Willi meinte. Was wollte wer wem zeigen? Aber er wollte nicht schon wieder fragen. Udo hatte das Gefühl, dass Willi ihm schon alles erklären würde. Alles zu seiner Zeit, wie Opa oft sagte.

Er sah zu dem großen Plakat an der Wand über Udos Schlafcouch. Es zeigte zwei junge Männer, die sich kameradschaftlich die Arme um die Schultern legten. Im Hintergrund waren ein paar Berge zu sehen. Und unter den beiden stand: »Mein Freund ist Deutscher«.

Willi folgte Udos Blick.

»Gefällt es dir?«

Eigentlich fand Udo die beiden blonden Strahlemänner ein wenig kitschig. Aber Willi hätte es ja wohl nicht aufgehängt, wenn er es nicht gut fände.

»Klar«, sagte er, aber das klang nicht sehr überzeugend.

»Könntest du dir vorstellen, dass dieser Josef Rosenberg dein Freund ist?«, fragte Willi. »Oder sein Handlanger, der Izmar?«

»Nee, ganz bestimmt nicht.« Schon der Gedanke daran war absurd. Josef oder Izmar seine Freunde? Wenn die beiden nicht in seiner Klasse wären, wäre manches einfacher.

»Ist es nicht absurd, dass ein Türke in einer deutschen Schulklasse dich schikaniert?«

»Josef Rosenberg ist der Kopf«, verbesserte Udo Willi.

Willi nickte zufrieden.

»Der Kopf einer giftigen Schlange«, bestätigte er. »Bösartig, hinterlistig und feige.« Und anscheinend übergangslos fragte er Udo: »Du weißt doch, dass dieser Rosenberg Jude ist?«

Nein, das hatte Udo nicht gewusst.

»Eine Rasse, die seit Jahrhunderten für Intrigen und falsches Spiel bekannt ist«, sagte Willi. »An allen Kriegen haben sich die jüdischen Geldgeber dumm und dämlich verdient. Das sieht man doch jetzt auch wieder. Wer verdient an diesem Krieg gegen die so genannten Terroristen? Wer verdient an jedem Krieg? Ob es nun ums Öl geht wie im Irak oder um eine angebliche Bedrohung des freien Westens? Die Juden scheffeln die Kohle!«

Die Juden? Udo zog seine Augenbrauen zusammen. Waren es nicht gerade die Juden, die im letzten Weltkrieg verfolgt und vergast worden waren? Und die Taliban in Afghanistan und der Terroristen-Führer Bin Laden waren doch damals verantwortlich gewesen für den schrecklichen Angriff auf das World Trade Center und auf das Pentagon in Washington. Er fragte Willi.

Der schüttelte seufzend den Kopf.

»Dann glaubst du sie also auch, nicht wahr?«

»Was glaube ich?«

»All die Lügen! Da ist erst mal die Auschwitz-Lüge, mein Lieber. Unsere Geschichtsbücher stehen voller Lügen. Es wurden nie fünf Millionen Juden deportiert und vergast. Denk doch mal nach! Fünf Millionen! Das ist doch überhaupt nicht möglich!«

Fünf Millionen: Das konnte Udo sich auch nicht vorstellen. Er konnte sich nicht einmal eine Million vorstellen. Ein volles Fußballstadion fasste ungefähr sechzig- bis siebzigtausend Menschen. Und das waren schon unwahrscheinlich viele.

Aber hatten sie nicht im Geschichtsunterricht Fotos von Auschwitz gesehen, schreckliche Berge von Skeletten? Und im letzten Jahr hatten sie das »Tagebuch der Anne Frank« gelesen. Davon waren alle in der Klasse betroffen gewesen.

Er fragte Willi nach den Fotos, den Berichten von Überlebenden aus Konzentrationslagern und nach dem Tagebuch der Anne Frank.

Willi presste scheinbar bekümmert seine Lippen aufeinander und fuhr sich mit der rechten Hand durch sein in der Mitte gescheiteltes, blondes Haar.

»Das ist es ja gerade«, sagte er dann. »Man darf in der Öffentlichkeit nicht einmal bezweifeln, dass die Aufnahmen Fälschungen sind. Schon dann geht man in den Knast. Von wegen freie Meinungsäußerung und so. Aber es gibt genug Berichte von Augenzeugen, dass sie in den Arbeitslagern für die Amerikaner gefallene Soldaten aufeinander schichten mussten. Das gab dann beeindruckende Fotos! Und ein Bauer hat erzählt, dass er Schweineblut an die Wände der so genannten Zellen geschmiert hat, damit die jüdischen Hintermänner ihre Gräuelgeschichten überzeugend verbreiten konnten.«

»Aber warum sollten sie?«, fragte Udo.

»Kohle«, sagte Willi wieder und machte eine entsprechende Bewegung mit Daumen und Zeigefinger. »Bei den Juden dreht sich immer alles um Kohle. Millionen wurden als so genannte Wiedergutmachung an Juden und ihre Hinterbliebenen gezahlt. Und nun wieder die gleichen Lügen über die Angriffe der opferbereiten Krieger in New York und in Washington. Überall stecken die Juden dahinter! Denk nur an den Kriegshetzer Bush! Wer bezahlt ihn? Die jüdischen Waffenhändler!«

Er sah Udos zweifelndes Gesicht.

Udo hatte damals am 11. September mit Opa vor dem Fernseher gesessen und immer und immer wieder die einstürzenden Türme des World Trade Center gesehen! Die rauchenden Ruinen des Pentagon! Und daran sollen die

Juden schuld sein? Das waren doch Terroristen gewesen? Und hatte er nicht im Geschichtsunterricht gehört, dass man die Juden immer diskriminiert hatte? Dass sie nur deswegen Geldwechsler wurden, weil es ihnen schon im Mittelalter verboten war, sich als Kaufleute niederzulassen?

Als der Krieg im Irak begann, hatte Opa immer nur den Kopf geschüttelt. »Es scheint, wir lernen nichts!«, hatte er zu Udo gesagt. »Wieder müssen Unschuldige sterben. Und die Terroristen reiben sich die Hände! Der Westen als der große Erzfeind! Das wird ein Teufelskreis!«

Willi beugte sich vor und legte seine Hand auf Udos Knie.

»Eins musst du glauben, mein Freund, nirgendwo wird so viel gelogen wie in den so genannten Geschichtsbüchern.« Er richtete sich wieder auf. »Papier ist geduldig, weißt du! Und auch in den Zeitungen schreiben sie nur, was ihnen in den Kram passt.«

Ja, das hatte Opa auch schon öfter gesagt. Wenn er wieder wegen seiner Wohnung von der Gemeinde einen Brief bekommen hatte. »Schreiben können die ja viel. Ich glaube es erst, wenn meine Möbel am Wiesengrund ausgeladen werden. Papier ist geduldig.« Und Opa hatte Recht behalten. Jetzt wischte sich Udo die Nase.

»Und was das Tagebuch dieser Anne Frank angeht«, fuhr Willi fort: »Es ist schon längst bewiesen, dass es eine Fälschung ist.« Er nickte nachdrücklich. »Eine Fälschung in millionenfacher Auflage. Und wer verdient daran? Die Juden.«

Udo schwirrte der Kopf. Er hatte mit seinen Eltern nie

über den Zweiten Weltkrieg gesprochen. Nur mit Opa manchmal. Und der hatte gesagt, dass der einfache Soldat an der Front nur seine Pflicht getan hatte. Von Judenverfolgung und Vernichtungslagern hatte er in Russland nichts gehört. Nur miterlebt, wie die Russen ohne Pardon und gegen alle Genfer Konventionen ihre Kriegsgefangenen behandelten. »Wir waren der letzte Dreck«, hatte Opa einmal gesagt. »Und am schlimmsten war ein jüdischer Überläufer. Der ließ uns oft stundenlang in der eisigen Kälte stehen. ›Dann habt ihr mal eine Vorstellung davon, wie es meinen Brüdern in Buchenwald ergangen ist‹, hatte er dabei gesagt.« Opa hatte traurig den Kopf geschüttelt. »Wir wussten nicht einmal, was Buchenwald war.«

Das hatte Udo Opa geglaubt.

Über die Anschläge in Amerika hatten sie viel gesprochen. Auch in der Schule. Angeblich konnte man beweisen, dass Osama Bin Laden wirklich dahinter steckte. Es gab Videoaufnahmen von ihm. Darin erklärt er den »Heiligen Krieg« gegen alle Ungläubigen. Und Skizzen und genaue Pläne hatten die amerikanischen Elitetruppen gefunden, als sie ein Haus stürmten, dass kurz vorher Bin Ladens Unterschlupf gewesen war. In Afghanistan ist der Krieg vorbei. Im Irak auch. Amerikanische Soldaten waren gestorben. Und viele unschuldige Afghanen und Iraker. Das Fernsehen hatte die Bilder von verletzten Kindern und weinenden Frauen gezeigt.

Ob Willi wirklich Recht hatte? Das wäre ja eine Riesensauerei, wenn sogar in Schulbüchern nicht die Wahrheit beschrieben würde. Was sollte man denn dann noch glauben?

Udo glaubte Opa. Der hatte nichts von der Judenverfolgung gewusst. Opa war auch dagegen gewesen, dass Deutschland sich an dem Krieg gegen die Terroristen beteiligte. »Das kann Jahre dauern!«, hatte er befürchtet.

»Und wieder fließt unschuldiges Blut!«

»Dein größter Widersacher in deiner Klasse ist Josef Rosenberg«, sagte Willi jetzt. »Du hast mir selbst erzählt, dass er der Kopf ist. Er zieht die Fäden. Ein Jude.« Er ließ die Worte auf Udo einwirken. Dann sagte er: »Findest du nicht, dass du ihm eine Lektion erteilen solltest? Ich meine, er hat dich oft genug fertig gemacht.«

Das hatte er. Und dem aufgeblasenen Sack würde er gerne eins auswischen. Wenn er an die Szene in der Kantine dachte, wurde ihm jetzt noch ganz anders. Und nun glaubte Nina auch noch, dass er die Plakate angeklebt hatte. Alles nur Josefs Schuld. Nee, dafür sollte er büßen. An Kleinen und Schwachen konnte er sich vergreifen. Wie an dem Leo. Aber Willi hatte ihm gezeigt, was Sache ist. Wäre zu schön, wenn er selbst mal triumphierend über Josef stehen könnte. Dieser miese Typ!

»Ich habe da eine Idee«, sagte Willi und grinste. »Ein paar Kameraden werden dir gerne behilflich sein!«

4. Kapitel

Udo hatte Willi noch viele Male besucht.

Es war beinahe wie eine Sucht.

Unsicher und oft deprimiert ging Udo zu Willi. Und nach jedem Gespräch kam er wie berauscht wieder an die frische Luft. Manchmal hätte er vor Freude in die Luft springen können, dass so ein toller Typ gerade ihn immer wieder ermutigte, zu ihm zu kommen.

Willi hörte ihm zu, nahm ihn ernst, wenn er von seinen Problemen in der Schule erzählte, von den Eltern, die so wenig Zeit für ihn hatten. Natürlich war da Opa, aber Willi war jung, voller Tatendrang und wusste auf alles eine Antwort. Er war nie hilflos, er hatte immer eine Lösung parat, er war energisch, er wusste, was heutzutage Sache war.

Dabei ähnelten die Gespräche sich. Udo lauschte wie gebannt. Alles schien auf einmal so logisch. Und vorgestern Abend war dann Josef eine »Lektion« erteilt worden.

»Morgen Abend kannst du meine Kameraden kennen lernen«, hatte Willi zu Udo gesagt. »Nach deiner Abrechnung mit dem jüdischen Rädelsführer werden sie dich mit offenen Armen aufnehmen.«

Udo reckte seine Schultern. Seitdem Willi sich seiner angenommen hatte, war alles anders geworden. Er war nicht mehr jemand, der kuschte, der den Schwanz einzog, weil so'n jüdisches Großmaul und sein türkischer Freund eine ganze Klasse terrorisierten. Da hatte Willi absolut Recht. Man musste diesen Typen nur deutlich machen, wer in Deutschland das Sagen hatte. Und das sollten doch in Deutschland immer noch die Deutschen sein.

»Kannst du dir vorstellen«, hatte Willi bei einem seiner Gespräche Udo gefragt, »dass Deutsche sich im Ausland so aufspielen würden? Vielleicht sogar vor der Botschaft in Istanbul oder Ankara mit Schildern rumlaufen, weil ihnen in Deutschland was nicht gefällt?«

Udo hatte den Kopf geschüttelt. Er wusste zwar nicht viel über diese Länder, aber so viel war doch klar: Mit den Moslems war nicht zu spaßen. Das wusste inzwischen doch jeder. Die würden jeden Demonstranten in eins ihrer Gefängnisse werfen. Und diese Gefängnisse waren keine Sanatorien, wie Willi ihm erklärt hatte.

»Aber hier auf deutschem Boden reißen sie alle das Maul auf, weil sie in ihrer Heimat angeblich verfolgt werden. Als ob das unser Problem wäre!«

Mutter hatte mal gesagt: »Die sollen sich lieber unseren Sitten anpassen. Schließlich sind sie doch hier ›Gast‹-Arbeiter. Und als Gast respektiert man die Gewohnheiten des Gastlandes. Ich begreife nicht, warum hier eine Moschee nach der anderen gebaut wird. In der Türkei gibt es bestimmt keine christlichen Kirchen.«

»Dieser ganze multikulturelle Unsinn«, hatte Willi Udo erklärt, »das ist es doch, was unsere deutsche Art bedroht.«

Er hatte Udo bei den Schultern gefasst und ihn eindringlich angesehen. »Wir dienen einer großen Sache, Udo. ›Deutschland den Deutschen‹ darf nicht nur so eine leere Floskel sein. Sonst werden unsere Kinder mal nicht mehr mit Deutschen aufwachsen.«

Udo hatte sich noch nie über seine eventuellen späteren Kinder Gedanken gemacht, aber der Ernst in Willis Augen verursachte ihm eine Gänsehaut. Hier war jemand, der sich wirklich Sorgen um die Menschen und um Deutschland machte. Und endlich mal jemand, der ihn ernst nahm. Opa hatte ihn zwar auch immer ernst genommen. Aber sein Freund Jürgen war doch total naiv. An Willi kam Jürgen nicht ran. Der machte sich nie Gedanken über Deutschlands Zukunft. Er selbst ja auch nicht, wie er sich heimlich eingestand, aber seit dem Eingreifen Willis unter der Brücke war alles anders geworden. Es war ihm wie Schuppen von den Augen gefallen: An allem waren nur Josef Rosenberg und sein Kumpel Izmar schuld. Die hetzten die anderen auf. Und weil sich alle vor Josef in die Hosen machten, wagte keiner ihm zu sagen, was wirklich Sache war. Und Sache war, wie Willi klar machte, dass er nicht in Deutschland gegen Deutsche seine Hetztiraden ablassen sollte. Er sollte froh sein, dass man seine Familie hier als Spätaussiedler aufgenommen hatte. Ein wenig Dankbarkeit wäre da schon am Platze gewesen. Aber nein, er machte Udo das Leben schwer. Und dem Leo natürlich auch. Leo war ein Deutscher, war hier geboren. Und wer schikanierte ihn tagein, tagaus? Josef Rosenberg und seine Clique.

»Ich hab da auch nichts gegen gemacht«, bekannte Udo kleinlaut. »Man kommt einfach nicht gegen ihn an.«

Willi hatte genickt. »Ist doch klar. Dieser jüdische Agitator hat die Fäden fest in der Hand. Da traut sich keiner aufzumucken. Aber was meinst du, wie der jammert, wenn er alleine ist? Stark in der Gruppe, aber allein ein feiger Hund!«

Udo schwieg. Er konnte sich von Josef einiges vorstellen, aber nicht, dass er jammerte oder feige war.

»Glaubst du mir nicht?«

»Doch, doch«, beeilte sich Udo zu sagen. »Ich habe ihn nur noch nie allein erlebt. Der Izmar ist ja meistens bei ihm.«

Willi schnaubte verächtlich. »Dieser türkische Muselmann. Dem sollten wir mal die Flötentöne beibringen. Aber alles der Reihe nach. Oder findest du es in Ordnung, wie der Kaffer sich hier an unsere deutschen Mädchen ranmacht?«

Udo dachte an den Vorfall mit Nina vor dem Supermarkt. Da hatte Izmar ziemlich fies zu Nina gesagt: »Wir können ihr bestimmt helfen. In jeder Hinsicht!«

Das war sogar dem Rosenberg zu weit gegangen.

»Und ihre eigenen Frauen und Mädchen? Die laufen hier wie die Haubenlerchen rum«, fuhr Willi fort. »Wenn ein deutscher Junge eine Türkin anbaggern würde, hätte er gleich ein Messer zwischen den Rippen.« Er holte tief Luft. »Erinnerst du dich an den Deutschen, der vor einiger Zeit in Teheran angeblich eine Beziehung zu einer Iranerin gehabt haben soll?«

Udo zog zweifelnd seine Schultern hoch. Das hatte ihn bisher nicht weiter interessiert.

»Den haben sie zum Tode verurteilt. Kannst du dir das hier bei uns in Deutschland vorstellen? Da wäre das ganze Ausländerproblem gleich beseitigt. Die machen sich doch alle an unsere Mädchen ran.«

Da haben die Mädchen ja auch noch ein Wort mitzureden, dachte Udo, aber er schwieg. Wenn mehrere türkische Jungen beieinander standen, war es manchmal wirklich peinlich, die Zoten und eindeutigen Handbewegungen zu übersehen und zu ignorieren. Und das alles nur, weil deutsche Mädchen kurze Röcke trugen und nicht verschleiert herumliefen. Jedenfalls hatte das Willi gesagt. Und er hatte ihm auch gesagt, wann und wo er Josef Rosenberg alleine treffen würde. Jedenfalls fast alleine.

»Vergiss nicht, wir sind viele. Und wir dienen alle einer großen Sache. Wir lassen nicht zu, dass das reine Blut des deutschen Volkes verunreinigt wird. Und dieses jüdische Großmaul ist uns schon lange ein Dorn im Auge.« Er schwieg einen Augenblick, um dann fortzufahren: »Nach dem Überfall auf dich habe ich einige unserer Leute auf Rosenberg angesetzt. Er wohnt mit seiner Mutter und seiner jüngeren Schwester in der Gutenbergstraße einundneunzig. Jeden Sonnabend bringt er seine Schwester abends zu seinem Alten. Der wohnt nämlich mit seiner Freundin zusammen. Und dann geht unser ›Freund‹ nach Hause zurück. Auf dem Weg kommt er durch die Unterführung bei der Friedrich-Ebert-Brücke. Da ist nie jemand zu sehen. Dort schnappst du ihn dir.«

Udo sah Willi verständnislos an. Dachte er tatsächlich, dass er es allein mit Josef aufnehmen konnte? Beim Karate hatten sie in den letzten Stunden nur bis zum Erbrechen das Halten der Körperspannung geübt. Er konnte die Worte seines Karatelehrers beinahe auswendig:

»Karate ist eine Kampfkunst. Die konzentrierte Körperkraft muss in einem kurzen Moment an einem Punkt des Körpers zur Abwehr oder zum Angriff eingesetzt werden. Der Körper steht also im Augenblick des Auftreffens eines Schlages hart wie ein Granitblock da. Es darf keine schwache Stelle geben. Die Anspannung ist aber nur ganz kurz. Schnelle und geschmeidige Bewegungen sind nur entspannt möglich.«

Udo hatte bei Willi über den Lehrer gemotzt.

»Auf diese Art und Weise dauert es Jahre, bis ich einen Handkantenschlag richtig anbringen kann.«

Willi war anderer Meinung. »Dort lernst du die richtigen Grundlagen. Einiges werden wir dir noch selbst beibringen.« Wieder dieses geheimnisvolle und viel sagende Lächeln.

Und jetzt sagte er zu Udo: »Nein, ich glaube nicht, dass du alleine diesem Großmaul eine Lektion erteilen kannst. Aber zuschlagen kannst du doch alleine?«

Wie oft hatte Udo davon geträumt, es dem Josef so richtig heimzuzahlen. Und wenn er ehrlich war, schien jeder Satz seines Karatelehrers nur eine Weisheit zu vermitteln: Wie mache ich meinen Gegner Josef Rosenberg fertig?

Schon bevor er Willi kennen gelernt hatte, hatte er nachts Gewaltfantasien gehabt, oft davon geträumt, dass er immer und immer wieder auf Josef einschlagen würde. Damals hatte er sich bei Tageslicht im Stillen oft dafür geschämt. Das war jetzt vorbei. Willi hatte ihm die Augen geöffnet.

Zur verabredeten Zeit wartete Udo im Halbschatten der Friedrich-Ebert-Brücke. Und ihm gegenüber stand ein alter Opel Corsa. Das Nummernschild war durch Schlamm und Schmutz unleserlich. Obwohl es schon einige Tage nicht geregnet hatte. Im Auto konnte er vage zwei Männer erkennen. Sie hatten kahl geschorene Köpfe.

Als Josef Rosenberg ankam, spannte Udo jeden Muskel. Jetzt konnte er sich für jahrelange Hänseleien, Schikanen und Gemeinheiten revanchieren. Die beiden Skinheads sprangen aus dem Auto, zogen fast gleichzeitig Wollmützen mit Augenschlitzen über ihre Köpfe bis hinunter zum Hals. Josef versuchte sich zu wehren, aber sie hielten ihn fest wie in einem Schraubstock. Udo hatte von Willi auch eine Wollmütze bekommen.

»Nicht nötig, dass der Kerl dich erkennt.«

Udo sprang aus dem Halbschatten und schlug zu. Von Willi hatte er auch besondere Handschuhe bekommen. Die schützten seine Knöchel. Gleichzeitig war durch die Verstärkung an den Knöcheln mit harten Lederplättchen jeder Schlag doppelt wirksam.

Plötzlich fühlte er sich wie im Rausch: Der Schlag ist für das Muttersöhnchen. Der Schlag ist für die Blamage vor Nina. Der Schlag ist für das Beinstellen. Der Schlag ist für Leo. Der Schlag ist für die Abfalltonne. Und der Schlag ist für die Angst ...

Josef wand sich, versuchte vergeblich, sich gegen die Schraubgriffe der beiden maskierten Skinheads zu wehren, aber die drehten seine Arme weit nach hinten, sodass Josef nur noch aufheulte. Er ging in die Knie. Udo dachte an seinen Überfall unter der Brücke. Gut so, jetzt weißt du, wie ich mich gefühlt habe, du Scheißkerl, du elender Pisser. Er trat zu, schlug fast besinnungslos vor Wut immer wieder zu. Es war mehr als ein Rausch. Es war Ekstase. Er sah Blut, er roch Blut und Schweiß, er schlug und trat und schlug. Die Skinheads ließen Josef los. Der sackte bewusstlos zur Seite. Es war, als wäre damit auch Udos Wut verschwunden.

Sie klopften Udo wohlwollend auf die Schulter, gingen zu ihrem Auto zurück, starteten und fuhren los.

Udo sah plötzlich ernüchtert auf den bewusstlosen Josef herab.

Fast war er geneigt, ihm zu helfen, ihn aufzurichten.

»Du hast 'se wohl nicht alle, Udo Lehnhof«, murmelte er halblaut. »Hast wohl vergessen, wer da liegt.« Ihn hätten sie auch bewusstlos liegen lassen, wenn damals nicht Willi im letzten Augenblick aufgetaucht wäre. Josef stöhnte leise.

»Halt die Schnauze, du Scheißer!«, sagte er und drehte sich weg.

Ihm war übel.

Er zog die Mütze vom Kopf. Seine Haare waren von seinem eigenen Schweiß verklebt. Dann zog er die Handschuhe aus und steckte sie zusammen mit der Mütze in seine Hosentasche. Noch ein letzter Blick auf Josef und er ging.

Am nächsten Tag fehlte Josef in der Schule. Die Gerüchte schwirrten wie stechwütige Moskitos durch die Luft.

»Josef Rosenberg liegt im Krankenhaus!«

»Gebrochene Rippen soll er haben!«

»Er hat 'ne schwere Gehirnerschütterung!«

»Er ist immer noch bewusstlos!«

»Den haben ein paar Skinheads fertig gemacht«, flüsterte ihm Jürgen zu.

»Wieso Skinheads?«

Niemals hatte Josef die beiden Kameraden aus dem alten Opel erkennen können. Und er selber hatte zugeschlagen. Noch immer wunderte er sich, dass wirklich er es gewesen war, der so in Raserei geraten war. Aber da hatte sich jahrelang angestaute Wut entladen. Er hatte sich selbst nicht mehr gekannt. Das machte ihm ein wenig Angst. Und irgendwie schämte er sich. Obwohl er nicht wusste, weshalb. Denn schließlich war die Abreibung schon lange fällig gewesen!

»Natürlich Skinheads«, wiederholte Jürgen. »Die haben auch die Wände seines Hauses mit Hakenkreuzen beschmiert. Und auf der Eingangstür stand ›Judensau‹. Ist doch wohl klar, dass zwischen der Schmiererei und dem Zusammenschlagen ein Zusammenhang besteht!«

Udo zog scheinbar zweifelnd die Schultern hoch. »Vielleicht 'ne Abrechnung von jemandem, der die Schnauze voll hatte. Kannst ja nun nicht gerade sagen, dass Josef viele Freunde hat.«

Jürgen schüttelte den Kopf. »Nee, bestimmt nicht. Aber mit mehreren auf einen loszugehen, finde ich doch feige.«

»Ach nee«, sagte Udo gedehnt, »aber als er und seine Kumpane sich gemeinsam über Leo hergemacht haben, da war das nicht feige?«

»Klar war das feige«, sagte Jürgen, »aber da haben wir ja auch nicht eingegriffen.« Er holte tief Luft. »Und das mit den Hakenkreuzen und der ›Judensau‹ finde ich total bescheuert.«

»Mich haben auch mehrere überfallen«, sagte Udo, ohne auf die Hakenkreuze und die ›Judensau‹ einzugehen.

»Mehrere gegen einen ist immer gemein«, sagte Jürgen.

Udo sah rüber zu Izmar. Ha, da hatte Willi schon Recht, ohne seinen großen Anführer wirkte der nur halb so gefährlich.

»Könnte bitte jetzt wieder etwas Ruhe einkehren«, sagte Frau Böhme. Sie sah Udo missbilligend an. »Ich gehe doch mal davon aus, dass niemand in unserer Klasse an so einer widerwärtigen Tat beteiligt war.«

Ganz schön naiv, dachte Udo. Wenn die wüsste, dass ich es Josef endlich heimgezahlt habe. Natürlich hatte er nichts mit den Hakenkreuzen und dem Schimpfwort zu tun, die da an seine Hauswand geschmiert worden waren, aber ein schlechtes Gewissen hatte er deswegen trotzdem nicht. Und von wegen schämen! Ja, okay, er hatte nicht besonders gut geschlafen, Josefs Seufzen war in seinem Kopf immer lauter und lauter geworden, bis er schreiend und verschwitzt aufgewacht war. Aber das war heute Nacht gewesen. Ein schlechter Traum! Tatsache war, dass er seit Willis Erklärungen etwas mehr von dem schlechten Einfluss wusste, den Ausländer und Juden auf das deutsche Volk hatten.

»Schau dir doch die Gefängnisse an«, hatte Willi gesagt, »wer sitzt da auf Kosten des deutschen Steuerzahlers: Ausländer! Die sollten sie in ihre Heimat abschieben! Aber nein, wir müssen sie hier durchfüttern, weil sie in ihrem Heimatland vielleicht eins auf die Mütze bekommen würden.«

»Falls jemand etwas über die Sache weiß, hoffe ich, dass die- oder derjenige sich bei mir meldet.« Ihr Blick glitt über die Jungen und Mädchen. »Rechtsradikalismus ist wie eine gefährliche Krankheit. Man muss beizeiten Maßnahmen ergreifen, sonst greift sie um sich. Das haben wir vor Jahren in Hoyerswerda und in Solingen erlebt. Keiner von euch will doch, dass in unserer Stadt so etwas passiert.«

Was weiß die schon, dachte Udo. Hoyerswerda lag ja ganz im Osten Deutschlands. Kein Wunder, dass es dort zu Krawallen gekommen war. »Arbeitslosigkeit und jede Menge Ausländer, kein Wunder, dass es dann knallt.« Das hatte ihm Willi erklärt. War ja auch schon ewig lange her. Und die Sache mit der Brandstiftung in Solingen? War da wirklich eindeutig festgestellt worden, wer das Feuer gelegt hatte? Und wieso sollte Rechtsradikalismus eine gefährliche Krankheit sein?

Gefährlich waren Typen wie Josef, Izmar und Jan. Die machten doch den ganzen Terror!

Er sah zu Leo. Vielleicht sollte er ihn mal fragen, ob er nicht auch zum Karate gehen wollte. Ein paar Tricks zur

Verteidigung wären für ihn auch ganz nützlich. Aber dann musste man sich natürlich auch verteidigen wollen. Vielleicht war der Leo einfach so ein Weichei, das sich nie wehren wollte.

»Eins musst du wissen«, hatte Willi noch zu ihm gesagt, »Weicheier und Hosenscheißer können wir bei uns nicht gebrauchen!«

Udo war froh, dass Willi ihn weder für ein Weichei noch für einen Hosenscheißer hielt.

Er war total gespannt, wie das Treffen heute Abend in der »Fischerklause« sein würde. Ein wenig Schiss hatte er auch.

5. Kapitel

An der Tür zum hinteren Saal der »Fischerklause« standen zwei Skinheads. Sie trugen Bomberjacken und Springerstiefel. Die glänzend polierten schwarzen Stiefel waren mit weißen Schnürsenkeln zugebunden. Auch Willi trug solche Schuhe mit weißen Senkeln.

»Hast du 'ne Ahnung, warum die Senkel weiß sind?«, hatte er Udo gefragt.

Udo hatte den Kopf geschüttelt. Nein, ein modischer Gag sollte das bestimmt nicht sein. Bei Willi hatte alles eine tiefere Bedeutung.

»Die weißen Schnürsenkel bedeuten, dass wir für die Erhaltung der weißen Rasse sind«, hatte Willi ihm erklärt. Das klang feierlich. Wie der Pfarrer, der in der Kirche zu Ostern mit erhobenen Armen erklärte: »Der Herr ist auferstanden!«

Für die Erhaltung der weißen Rasse, hatte Udo auf dem Nachhauseweg überlegt. Ja, das war in Ordnung. Damit sagte man nichts gegen andere Rassen. Jede Rasse hat so ihre Eigenarten. Da war es vielleicht gut, wenn jedes Volk für sich blieb. Dann käme es auch nicht immer wieder zu den Auseinandersetzungen zwischen Fremden und Einheimischen.

»Name?«, fragte der eine Skinhead und packte Udo am Arm.

»Udo Lehnhof«, sagte Udo und fügte gleich noch hinzu: »Willi Wöhlert hat mich eingeladen.«

»Klar doch«, sagte der andere und machte hinter Udos Namen einen Haken. »Mach die Augen und Ohren auf!«

Udo blieb einen Moment an der Tür stehen. Die Tische waren zusammengestellt und es duftete nach frisch gebackenem Kuchen.

Ein paar Mädchen gingen herum und schenkten Kaffee oder Tee aus großen Kannen ein.

»Komm, setz dich, Kamerad«, sagte ein älterer Junge zu ihm.

Er lächelte Udo freundlich an. »Bist wohl das erste Mal hier?«

Udo nickte und setzte sich.

Er hatte alles andere als weiß gedeckte Tische mit Kaffee und Kuchen erwartet. Das wirkte so spießig.

Weniger spießig waren die zwei großen Fahnen links und rechts vom Rednerpult. Und einige Poster an den Wänden. Auf einem stand mit großen schwarzen Buchstaben: »Jetzt ist Schluss!« Und darunter stand: »Organisiert euch, Kameraden!« Daneben war ein breitschultriger, blonder Mann gezeichnet, der mit der linken Hand seinen rechten Ärmel aufrollte und mit gerunzelten Augenbrauen auf einen kleinen Mann zur Linken herabblickte, der drohend die Faust gegen den blonden Riesen erhoben hatte. Auf der Brust des bebrillten Zwerges war ein gelber Stern abgebildet. Halb versteckt hinter dem rechten Hosenbein des

Blonden lugte ein Schimpanse mit schlottriger Hose hervor. Der Affe zückte einen Dolch.

Auf einem anderen Plakat war das Foto eines Mannes. Ihm war mit einem roten Tuch der Mund zugebunden. Über dem Kopf des Mannes stand: »Argumente statt Verbote!« Rechts unten prangte in Großbuchstaben »NDF«. Auf dem schwarzen Jackett des Mannes las Udo: »Nein zum NDF-Verbot!«

»Möchtest du Kaffee?«, fragte ein Mädchen Udo. Er sah auf, nickte. Das Mädchen hatte seine Haare feuerrot gefärbt. Wie bei einem Igel standen sie borstig zu allen Seiten. Die weiße, hochgeschlossene Bluse bildete einen eigenartigen Kontrast zu ihrer supermodischen Frisur.

Ohne eine Miene zu verziehen, schob sie ihm auch den Teller mit dem Kuchen hin. »Hat Mutter Roßkamp selbst gebacken!«

»Oh ja, danke«, sagte Udo. Er dachte an Willis Worte. »Eine treue Seele. Ist der Idee immer treu geblieben.« Also der Idee der NDF? Der Idee der National Demokratischen Front? Im Krieg waren das die Nationalsozialisten gewesen. Ob das trotzdem das Gleiche war?

Auf einmal begannen alle um Udo herum zu klatschen. Auf der Bühne erschienen drei Männer, zwei ältere und ein junger. Der junge Mann war Willi Wöhlert.

Die drei Männer erhoben den rechten Arm ausgestreckt zum Gruß. »Sieg unseren Kameraden!«, riefen sie. Die Kameraden standen gemeinsam auf und riefen begeistert: »Sieg Heil, Sieg Heil, Sieg Heil!«

Die beiden älteren Männer setzten sich auf die Stühle neben den Fahnen, Willi trat an das Rednerpult. Seine blonden Haare hatte er mit Gel nach hinten gekämmt. Er trug ein weißes Oberhemd, eine weite Tarnhose und Springerstiefel. Am meisten fiel Udo die rote Krawatte mit dem Hakenkreuz auf.

Willi begann zu reden. Er dankte allen Anwesenden für ihr Kommen und freute sich, dass einige neue Kameraden den Weg zu ihnen gefunden hatten. Für eine Sekunde sah er Udo an und Udo glaubte, dass er ihm zulächelte.

Dann fuhr Willi fort: »Große Ereignisse stehen uns bevor. Denkt immer daran, dass uns die Freiheitskämpfer viel näher stehen als die Imperialisten und die Kriegsverbrecher in Washington. Die so genannten Terroristen führen einen Freiheitskampf. Ihre Aktionen sind für uns ein flammendes Vorbild! Was für eine Präzision in der Vorbereitung, in der Ausführung! Hier sind Genies am Werk! In der jüngsten Vergangenheit, heute und in unserer gemeinsamen, neuen Zukunft!

Also bedenkt immer den wesentlichen Unterschied zwischen einer direkten Aktion und dummen, illegalen Aktionen. Die direkte Aktion ist eine offene Handlung. Durch die direkte Aktion wird der Feind durch den Verlust von wichtigen Personen oder Hilfsquellen schwer geschädigt. Sie ist eine Handlung, Kameraden, die das Bild der Bewegung aufwertet. Sie zeigt, dass wir ernst zu nehmende Revolutionäre sind. Sie zeigt, dass wir mit Respekt behandelt werden müssen. Weil wir unsere Stärke erfolgreich einsetzen. Durch diese Handlung wird der Feind demoralisiert und verwirrt. Und damit wird die Moral der Bewegung und der ›Weißen Bevölkerung‹ gestärkt. Das wichtigste der direkten Aktion ist, dass diejenigen, die sie ausführen, nicht durch die Staatskräfte verhaftet werden. Sie dürfen nicht bestraft werden!

Kameraden, begreift, dass die dumme, illegale Aktion im Allgemeinen spontan, oft ohne Plan und unter Einfluss von Alkohol ausgeführt wird. Sie ist gegen unbedeutende Ziele wie Straßennigger, Schwule, Rassenschänder und so weiter gerichtet.

Für das System stellen diese Subjekte keinen wirklichen Verlust dar. Schließlich gibt es noch genug von ihnen. Denkt daran, woher sie kommen. Außerdem werden die Täter fast immer sofort verhaftet und oft mit harten Gefängnisstrafen belegt. Das stärkt die Moral unserer Feinde. Das dürfen wir nicht zulassen! Und es hat auch einen abschreckenden Effekt, denn es stützt den Gerichtsapparat des Systems. Es gibt der Justiz eine Effektivität, die sie in Wirklichkeit gar nicht besitzt.«

Am Schluss seiner Rede lockerte Willi den Griff seiner Hände am Rednerpult und schob erwartungsvoll sein Kinn nach vorn.

Tosender Beifall, klatschende Hände, Stampfen von Füßen und auf einmal, als wenn jemand ein Signal gegeben hätte, standen alle Zuhörer auf, streckten ihren rechten Arm nach vorne: »Sieg Heil, Sieg Heil, Sieg Heil!« Ein Ruf aus vielen Kehlen.

Udo rief auch. »Sieg Heil, Sieg Heil, Sieg Heil!«

Udo hatte die Rede nicht in allen Einzelheiten begriffen, aber er fühlte sich getragen von einer Welle der Kameradschaft. Er wollte einer guten Sache dienen. Er wollte sich über Deutschlands Zukunft Gedanken machen. Und er wollte dazugehören.

Vielleicht würde er irgendwann einmal so ein cooler Typ wie Willi werden. Wie er da stand und den Kameraden sagte, was Sache war. Jedes Wort schien wohl überlegt, total überzeugend. Natürlich muss ich an mir arbeiten, dachte Udo. Fast verschämt hatte er einmal Willi gefragt, ob er sich die Haare abrasieren lassen sollte. So wie die beiden Kameraden, die ihm bei der Abrechnung mit dem Rosenberg geholfen hatten. Kurz schoss ihm jetzt durch den Kopf, dass das zwar eine Aktion gegen einen Einzelnen gewesen war, aber trotzdem keine dumme Aktion. Man hatte vorher Josefs Gewohnheiten beobachtet, einen günstigen Platz gewählt. Niemand war von dem etablierten Gerichtsapparat gefasst worden. Das Wort gefiel Udo: etablierter Gerichtsapparat! Und einen abschreckenden Effekt hatte diese Strafe auch gehabt: Ehrliche, deutsche Jugendliche brauchten jetzt nicht mehr vor einem jüdischen Intriganten zu zittern.

Das Mädchen, das ihm Kaffee eingeschenkt hatte, verteilte Willi Wöhlerts Rede auf Papier. Udos Nachbar sagte: »Lies das, damit du weißt, was unser Ziel ist! Und wie du uns helfen kannst!«

Udo nickte. Auf seine Frage an Willi, ob er sich die Haare abrasieren lassen sollte, hatte der den Kopf geschüttelt.

»Unsere Skinheads sind unsere Fäuste, aber wir brauchen auch unauffälligen, ganz ›normal‹ aussehenden Nachwuchs.« Er hatte spöttisch gelächelt: »Die richtige Gesinnung kann man auch mit blonden Locken haben!«

An den Satz musste Udo denken, als sich ein anderer Junge neben ihn setzte. Er hatte blonde Locken und strahlend blaue Augen. Wieder der fast offizielle Handschlag. »Wolfgang«, sagte er und fügte dann hinzu: »Du bist Udo Lehnhof!«

Udo nickte. Ihm wurde fast ein wenig mulmig zu Mute, dass er anscheinend schon bei Fremden bekannt war. Aber nein, das waren ja keine Fremden. Das hatte Willi ihm immer wieder gesagt: »Wir sind alle Kameraden! Wir sprechen für die schweigende Mehrheit des deutschen Volkes! Unseren Kameraden in Hoyerswerda und Rostock hat die Menge zugejubelt! Da waren wir das Volk!«

Udo wusste inzwischen, dass es in diesen Städten Straßenkriege zwischen Ausländern und Skinheads gegeben hatte. Und die Zuschauer hatten den jungen Revolutionären bei jedem geworfenen Brandsatz zugejubelt. Und später, viel später, als einige Skinheads verhaftet wurden, hatten sie »buh« gerufen.

»Dein Opa hätte auch eine Wohnung am Wiesengrund bekommen sollen«, stellte Wolfgang fest.

»Ja«, sagte Udo, »ich finde es gemein, dass er jetzt wieder warten soll.«

Freundschaftlich legte Wolfgang seine Hand auf Udos Arm.

»Darüber ist das letzte Wort noch nicht gesprochen.«

Er schob Udo ein Blatt Papier hin. »Wäre gut, wenn du uns noch mögliche zukünftige Kameraden nennen könntest. Aus deiner Klasse oder vom Karate-Klub. Und dann vielleicht auch Namen und Adressen von Ausländern.« Er lächelte: »Schließlich müssen wir die Kaninchen aus ihren Löchern holen.«

Später hörte Udo nur noch zu. Das hatte ihm Willi auch geraten: »Du musst wie ein Schwamm sein. Voll saugen sollst du dich. Du musst wissen, was Sache ist. Was seit über sechzig Jahren in Deutschland Sache ist. Nicht nur in Deutschland natürlich. Wir haben viele Kameraden in Dänemark, in den Niederlanden, in Nordamerika. Aber klar ist, dass die Herrenmenschen aus Germania kommen.«

Und Udo hörte zu. Parteinamen schwirrten ihm um die Ohren: FAP, DVU, SRP, DRP, NSDAP.

Wolfgang sah Udos verwirrten Blick. »Mach dir keine Gedanken. Viele Namen für dasselbe Kind. Einige sind durch dumme Aktionen verboten worden.« Er beugte sich vor: »Das wird ihnen bei uns nicht gelingen. Wir planen eine direkte Aktion! Und sie wird diesmal wie ein Flächenbrand von West nach Ost wüten!«

Auf dem Nachhauseweg fühlte Udo sich, als hätte er Alkohol getrunken. Dabei hatte es für ihn nur Kaffee und später Cola gegeben. Der Alkoholausschank war sowieso begrenzt gewesen. Das hatte Willi noch durchs Mikrofon gesagt: »Kameraden, wir müssen unsere Sinne nicht benebeln. Denkt an unsere Aktion. Wer unsere Aktion gefährdet, ist ein Verräter! Denn wir sind auserwählt, Deutschland zu retten. Das deutsche Volk zu retten!« Und wieder hatte Willi tosenden Beifall erhalten. Auch wenn einige Skinheads murrend ihr Bier zur Seite geschoben hatten.

Was für eine Macht hatte Willi Wöhlert! Und ausgerechnet so ein Typ hatte sich seiner angenommen. Da konnte er beinahe dem Rosenberg und seinem türkischen Handlanger dankbar sein, dass sie ihn überfallen hatten. Sonst hätte Willi ihn nicht aus den Klauen dieses Gesocks befreien können.

Zu Hause sah ihn seine Mutter prüfend an.

»Du siehst ja fast fiebrig aus. Geht es dir nicht gut?«

»Doch, mir geht es gut«, sagte Udo. Eigentlich ging es ihm so gut wie lange nicht mehr. Noch immer war er wie im Rausch. Es war, als stünde er Hand in Hand mit all den Kameraden, die sich für Deutschland einsetzen wollten. Er brauchte nie wieder in der Schulkantine darauf warten, dass die Luft rein war, weil er ganz einfach Schiss hatte, es mit irgendwelchen lausigen Typen aufzunehmen. Er hatte seine Kameraden hinter sich. Der Rosenberg war schon vorübergehend ausgeschaltet. Wenn er zurückkam, dann würde er bestimmt nicht mehr so große Töne spucken. Und Izmar setzte Udo als Erstes auf die Liste der Ausländer. Die Anschrift konnte er unter einem Vorwand von der Schulsekretärin erfahren. Außerdem war in seiner Klasse noch Mehmet Özmar. Das war zwar einer der Stillen, aber das sagte ja gar nichts. Er war Türke. Was hatte Wolfgang noch gesagt: »Millionen Türken rein, Milliarden Euros raus! Jeder

Türke kostet Geld. Denn viele kassieren Kindergeld und der ehrliche deutsche Steuerzahler muss dafür bluten.«

Dass ich darüber vorher nie nachgedacht habe. Udo schüttelte über sich selbst den Kopf. Wie dumm er gewesen war!

»Wo warst du denn?«, fragte Mutter jetzt. »Jürgen hat angerufen, ob du ihm in Mathe die Hausaufgaben durchgeben kannst.« Sie schwieg einen Augenblick und fügte dann noch hinzu: »Ich dachte, du wärst bei Jürgen.« Seit wann dachte seine Mutter darüber nach, wo er war, überlegte Udo. Im Allgemeinen kümmerte sie das herzlich wenig. Aber war ja auch egal.

»Nee«, sagte Udo, »ich war nicht bei Jürgen. Ich war bei einem Treffen vom Karate-Klub.«

Das war zwar gelogen, aber Udo hatte absolut keine Lust auf Mutters Meinung über seine neuen Kameraden. Mutters Vater war überzeugter Sozialdemokrat gewesen. Das hatte sie ihm öfters gesagt. »Für seine Gesinnung hatte er unter Hitler einiges auszustehen. Aber er hatte sich von dem größenwahnsinnigen Gefreiten aus Österreich nie blenden lassen.«

Mutters Vater war schon einige Jahre tot. Also war das Schnee von gestern. Und es hatte wenig Sinn, jetzt noch über die Ideen von vor über sechzig Jahren nachzudenken. Schließlich war heute einiges anders. Damals hatte es nicht Millionen Gastarbeiter in Deutschland gegeben. Und keine Regierung, die Amerika unterstützte! »Wir befinden uns im politischen Kampf mit den USA, genauso, wie wir uns in einem politischen Krieg mit der Bundesregierung befinden«, hatte Wolfgang noch gesagt.

Willi hatte ihm auch erklärt, dass das mit den Konzentrationslagern eine reine Hetzkampagne war. Jetzt hatten die Juden einen eigenen Staat. Aber lebten sie deshalb glücklich? Nein! Jeden Tag konnte man von Übergriffen von Juden auf die Palästinenser hören und lesen. Und von Palästinensern auf Juden.

»Ist doch kein Wunder«, hatte Willi ihm erklärt. »Die Juden haben ihnen ihr Land weggenommen. Da wehrt man sich doch.« Und obwohl kein anderer im Zimmer gewesen war, hatte er noch mit leiserer Stimme hinzugefügt: »Viele unserer älteren Kameraden haben sich mit Arafat und der PLO zusammengetan. Von den so genannten Terroristen ganz zu schweigen. Es geht gegen einen gemeinsamen Feind.«

Udo fand es noch immer eigenartig, dass er früher nicht realisiert hatte, dass Josef Rosenberg ein Jude war. Aber das kam wohl deshalb, weil er die Zusammenhänge noch nicht so begriffen hatte.

Hitler hatte das schon immer so gesehen. Obwohl er nur ein kleiner Gefreiter im Ersten Weltkrieg gewesen war. Das sprach ja nicht gegen ihn. Eher im Gegenteil. Das war doch eine absolut großartige Leistung, vom Gefreiten zum Führer eines ganzen Volkes aufzusteigen. Er hatte eben die richtigen Männer um sich herum geschart. Die richtigen Männer hinter sich. So wie Udo jetzt auch seine Kameraden hinter sich hatte.

6. Kapitel

Die ersten Tage, nachdem Nina ihm auf dem Schulhof das zerrissene Plakat vor die Füße geworfen hatte, behandelte sie Udo wie Luft. Einmal hatte er sie allein vor der Toilette getroffen. Jetzt oder nie, hatte Udo gedacht. »Mit dem Plakat hatte ich nichts zu tun«, sagte er und ärgerte sich über seine belegte Stimme. Wortlos hatte Nina ihre Augenbrauen hochgezogen und sich abgewendet.

Aber dann hatte sie ihn mit Mehmet Özmar gesehen. Udo hatte ihm beinahe freundschaftlich auf die Schulter geklopft. Dabei hatte er sich nur nach einem türkischen Fußballspieler erkundigt, der in der Bundesliga ein spektakuläres Freistoßtor erzielt hatte. »Große Klasse, euer Mann!«

»Yildiray Bastürk ist in Wanne-Eickel geboren«, sagte Mehmet.

»Klar doch, klar doch!« Udo nickte beifällig. »Ein echter Ruhrpottkicker, dieser Yildiray. Mit einer fantastischen Schusstechnik!«

Ein andermal hatte er Waris Tukur ihre Schultasche aufgehoben, als Jan sie im Vorbeigehen angerempelt hatte. Natürlich hatte Udo Nina gesehen, nur deswegen spielte er den hilfsbereiten Schulkameraden.

»Täuschungsmanöver jeder Art sind erlaubt«, hörte er Willi noch sagen.

Auf jeden Fall schenkte Nina Udo im Vorbeigehen hin und wieder ein leichtes Lächeln. Und das war ja schon wieder ein Anfang. Vielleicht glaubte sie ihm doch? Und dann war doch wieder alles möglich?

Darum traf ihn der unerwartete Anblick umso mehr: Nina und Mehmet Özmar. Er traute beinahe seinen Augen nicht, als er vom Karateunterricht nach Hause ging.

Er hatte heute die Grundregeln der Abwehrtechnik gelernt und geübt. Während er sich hinter einer dicken Eiche versteckte, um die beiden zu beobachten, gingen ihm noch die Sätze seines Karatelehrers durch den Kopf:

1. Bei einer guten Abwehrtechnik verliert der Gegner durch den großen Schmerz schnell die Lust zu weiteren Angriffen.
2. Eine gute Abwehr beinhaltet oft den nachfolgenden Gegenangriff.
3. Greif an, bevor der Gegner einen Angriff ausführen kann. Immer dem Gegner zuvorkommen.

Udo wünschte, er wäre schon weiter. Dann würde er jetzt die Straße überqueren und diesem Mehmet zeigen, dass er seine Finger von Nina lassen sollte. Wäre schon beeindruckend, wenn er ihn Nina mit einem eleganten Schwung vor die Füße legen könnte.

»Auf jeden Fall glaubt sie nicht mehr, dass du etwas mit diesen Skinheads zu tun hast«, hatte Jürgen heute Morgen noch zu ihm gesagt. »Das war doch ein Missverständnis!«

»Meinst du?«, hatte Udo geantwortet. Um dann schnell hinzuzufügen: »Nein, natürlich hatte ich mit dem Plakat nichts zu tun!«

Wenn Jürgen wüsste, dass er seit gestern sehr wohl einer von »denen« war. Kurz hatte Udo noch überlegt, ob Jürgen ein möglicher Kamerad sein könnte. Aber das hatte er nach einigem Nachdenken für sich selbst verneint. Jürgen hatte sich zu sehr über die Hakenkreuze und die ›Judensau‹ aufgeregt. Er würde nie begreifen, dass man für eine gute Sache auch Kompromisse eingehen musste. Und was machten da schon ein paar Schmierereien aus? Es ging um die Zukunft Deutschlands, nein, eigentlich sogar um die Zukunft Europas. Denn Willi hatte ihm auch erklärt, dass das richtige Gedankengut alle europäischen Länder vereinen würde. »Die weißen Europäer müssen sich zusammenschließen. Nur so kann dieser multikulturelle Unsinn, der unsere Gesellschaft unterwandert, ausgemerzt werden.«

Jetzt lachte Nina auf und ging mit Mehmet langsam um die nächste Ecke.

Udo beschloss, ihnen zu folgen.

Am meisten ärgerte ihn die offensichtliche Vertrautheit der beiden. Einmal lachte Nina wieder und fasste dabei Mehmet am Arm. Udo begriff nicht, was Nina an diesem türkischen Schmarotzer fand. Denn dass die Ausländer Schmarotzer waren, hatte er inzwischen begriffen. »Die meisten kommen doch hierher, um die Hand aufzuhalten«, hatte Willi gesagt. »Erst arbeiten sie und nehmen den deutschen Arbeitslosen die Arbeit weg. Dann melden sich die Kameltreiber arbeitslos und kassieren ab, während ihre deutschen Kollegen für sie blechen dürfen.«

Mehmet war Udo noch nie weiter aufgefallen. Das lag wohl daran, dass er sich nie mit Izmar und Josef abgegeben hatte. Wahrscheinlich intrigierte der aus dem Hintergrund, überlegte Udo wütend. Jetzt hatte er es sogar geschafft, sich ausgerechnet an Nina ranzumachen. Nina, die sogar Josef hatte abblitzen lassen. Und die für ihn gerade mal ein kleines Lächeln übrig hatte.

Was die sich wohl zu erzählen hatten? Sie liefen jetzt schon eine ganze Zeit nebeneinander. Udo achtete darauf, den Abstand zwischen ihm und Nina und Mehmet nicht zu groß werden zu lassen.

Auf einmal wurde ihm klar, wohin die beiden gingen: zum Flüchtlingslager! Ob Mehmet dort wohnte? Und wieso ging Nina mit ihm dorthin? Sie war doch nun wirklich eine reinrassige Deutsche! Hatte sie es nötig, sich mit solchen Typen abzugeben?

Langsam ging Udo zurück. Es hatte jetzt keinen Sinn, Nina und Mehmet weiter zu verfolgen. Er wusste ja, wohin sie gingen. Nur was sie da wollten, das war ihm nicht klar. Aber er würde es schon herausfinden! Notfalls mit Hilfe seiner Kameraden.

»Rassenschande«, sagte Willi, als Udo ihm von Nina und Mehmet erzählte. »Eine absolute Sauerei, dass sich ein deutsches Mädchen mit einem Türken einlässt. Aber vielleicht können wir sie ja überzeugen, was gut für sie ist.«

»Nina ist in Ordnung«, sagte Udo hastig. »Die ist eben leider zu jedem freundlich.«

Nur für mich ist nicht mehr als ein kleines Lächeln drin, fügte er in Gedanken hinzu. Aber das sagte er Willi nicht. Er wollte nicht, dass Willi zu viel über Ninas Rassenschande nachdachte.

Außerdem war ja noch überhaupt nicht klar, ob Nina und Mehmet wirklich was miteinander hatten.

»Mehmet Özmar geht in meine Klasse. Aber er wohnt nicht im Flüchtlingslager, das habe ich im Sekretariat herausgefunden. Ich habe gesagt, ich müsste ihm ein Buch nach Hause bringen. Er wohnt Am Alten Markt 16.«

Willi notierte sich den Namen und die Adresse.

»Gut gemacht«, lobte er Udo.

Ganz kurz kroch ein Unbehagen in Udo hoch. Warum schrieb Willi Mehmets Namen auf? Na ja, wahrscheinlich für eine Liste mit den Namen aller Ausländer.

Dann erkundigte Willi sich nach Udos Fortschritten im Karate-Klub. Udo erzählte ihm von den Grundregeln der Abwehrtechnik und zitierte wörtlich die Sätze seines Karatelehrers.

1. Bei einer guten Abwehrtechnik verliert der Gegner durch den großen Schmerz schnell die Lust zu weiteren Angriffen.

2. Eine gute Abwehr beinhaltet oft den nachfolgenden Gegenangriff.
3. Greif an, bevor der Gegner einen Angriff ausführen kann. Immer dem Gegner zuvorkommen.

Willi lächelte. »Genau so müssen wir eine Aktion durchführen. So haben die das auch in New York gemacht. Eiskalt und glashart! Die Imperialisten angegriffen, bevor die Schweine wieder Raketen auf unschuldige Palästinenser abfeuern konnten. Genau wie die Amis das im Irak getan haben. Begreifst du jetzt, wie wichtig Karate für dich ist? Da wirst du geistig auf unsere Aktion vorbereitet. Aber wir beginnen unsere gute Aktion diesmal in kleinen Schritten. Die sollen das Fürchten lernen.«

Udo begriff überhaupt nichts.

Willi sah ihn wieder so eindringlich an. »Bist du bereit, dich für unsere Sache mit Haut und Haaren einzusetzen?«

»Ja, ja, natürlich«, stotterte Udo.

»Du musst begreifen, dass die Juden und die Ausländer uns vernichten werden. Wenn wir nicht zuerst zuschlagen. Ich sage dir das bewusst, damit du weißt, was Sache ist. Und weil ich dir traue. Du bist jetzt einer von uns.« Er schwieg einen Moment und fuhr dann fort: »Du sollst für uns ins Flüchtlingslager gehen. Wir brauchen mehr Informationen. Dich kennt man nicht.« Er lächelte wieder. »Und mit deinem Gesicht wirkst du total harmlos.«

Udo wusste nicht, ob das ein Kompliment sein sollte. Auf der Toilette betrachtete er sich kritisch im Spiegel. Dunkelblondes, leicht gewelltes Haar, blaue Augen und auf der seiner Meinung nach absolut lächerlichen Stupsnase einige Sommersprossen. Wenn er lachte, hatte er zwei Grübchen. Früher hatte Mutter ihn immer gekitzelt, damit er lachte. »Mit den Grübchen siehst du aus wie ein kleiner Cherub!«, hatte sie dann gesagt. Ein Cherub war ein Engel. Einer, der das Paradies bewachte.

Jetzt kitzelte Mutter ihn nicht mehr. Und Udo lachte auch nur noch selten. Er wünschte nur, dass er endlich größer werden würde. »Das kommt schon noch«, hatte Vater ihn beruhigt, »ich bin auch erst mit sechzehn in die Höhe geschossen.«

»Was soll ich denn im Flüchtlingslager?«, fragte Udo Willi.

»Uns einen genauen Lageplan beschaffen. Wer wo untergebracht ist und wer wann Aufsicht hat.«

»Und wie komme ich da rein?«, fragte Udo. Schließlich konnte er wohl kaum einfach durch die Tür gehen und sich Notizen machen.

»Ich habe von unserem Pastor gehört, dass sie noch freiwillige Helfer brauchen. Wofür auch immer. Wir wollen, dass du dich mit diesem Empfehlungsschreiben von Pastor Witte bei Kurt Pflüger meldest. Der Pflüger ist Leiter des Flüchtlingslagers.«

Willi gab Udo in einem geschlossenen Umschlag das Empfehlungsschreiben.

Udo schluckte. Greif an, bevor der Gegner einen Angriff ausführen kann!

Wenn sich die Deutschen nicht wehren, würden die Juden und Ausländer sie vernichten. Er hatte ja am eigenen

Leib erfahren, wie gemein der Rosenberg und sein türkischer Handlanger gewesen waren. Jetzt bekamen sie die Quittung.

»Ich gehe noch zu Opa«, sagte Udo nach dem Abendessen.

»Aber komm bitte nicht zu spät nach Hause«, sagte Mutter. »Jetzt im September werden die Tage schon viel kürzer.«

»Ich bin kein Baby mehr«, sagte Udo. »Ich fürchte mich nicht im Dunkeln.«

Mutter wollte etwas entgegnen, aber Vater legte seine Hand auf ihre.

»Der Junge hat Recht! Wäre ja noch schöner, wenn er sich verkriechen würde.« Er schaute Udo forschend an. »Könntest du dich notfalls schon verteidigen? Ich meine, mit Karate?«

Udo dachte an seine Abwehrtechnik. Er musste nur auf der Hut sein. Wenn er rechtzeitig einen Angriff erkannte, konnte er sich bestimmt wehren. Das letzte Mal hatte er ja an nichts Böses gedacht. Das passierte ihm nicht noch einmal. Und falls ihm jemand dämlich kommen würde, könnte er mit einer Drehung in der Hüfte dem Gegner weniger Angriffsfläche bieten. Und sein Gegenangriff konnte kraftvoll und ohne Zeitverlust erfolgen. Ruckzuck ein Knie hoch in den Unterleib und die gespreizten Finger in die Augen des Angreifers.

Das hatte ihm Willi gezeigt. Einer seiner Tricks.

»Ich glaube schon«, sagte Udo zu Vater. »Aber warum sollte wieder was passieren? Wahrscheinlich hat man mich doch mit jemand anderem verwechselt!«

»Ja, wahrscheinlich«, sagte Vater.

Opa freute sich über Udos Besuch.

»Ich habe noch kaltes Huhn«, sagte Opa. »Hast du Appetit?«

Udo nickte. Während er den Hühnerschenkel abknabberte, setzte Opa sich ihm gegenüber.

»Und, gibt's was Neues?«, fragte er.

Udo dachte an Josef Rosenberg und was Willi über die Juden gesagt hatte.

Was Opa wohl über die Juden dachte? Mal abgesehen von dem Juden, der ihn in der Kriegsgefangenschaft schikaniert hatte. Und er fragte ihn.

Opa sah überrascht auf. »Wie kommst du denn darauf?«

»Wir haben im Geschichtsunterricht über die Juden gesprochen«, wich Udo aus. »Und in meiner Klasse ist der Josef Rosenberg.« Udo schwieg einen Moment, um dann fortzufahren: »Ein gemeiner Kerl! Der tyrannisiert mit seiner Clique die ganze Klasse.« Udo sagte nichts von der Abreibung, die er Josef mit Hilfe von zwei Skinheads verpasst hatte. Da würde er über etwas reden, was absolut verboten war.

»Juden«, sagte Opa. »Ein schwieriges Thema!« Er steckte sich seine Zigarette an.

»Wieso?«, wollte Udo wissen.

Opa sah nachdenklich in die Glut seiner Zigarette. Er

antwortete nicht direkt. Erst nachdem er einen langen Zug aus seiner Zigarette genommen hatte, begann er zögernd: »Bei uns im Haus wohnte früher ein jüdischer Schneider. Jeder mochte den alten Isaak. Er arbeitete gut, war immer freundlich und hatte für uns Kinder stets einen Bonbon oder einen Keks.« Opa schwieg einen Moment, dann fuhr er fort: »1941 haben sie ihn verhaftet. Wir haben nie mehr etwas von ihm gehört. Meine Mutter hat es mir erzählt. Ich war damals schon an der Front.« Opa nahm wieder einen Zug aus seiner Zigarette. »Isaak war der einzige Jude, den ich kannte«, sagte er. »Ich meine, persönlich kannte. Dann kam Hitler und wir hörten, was die Juden alles auf dem Kerbholz hatten. Wie sie schon seit Jahrhunderten die Wirtschaft unterwanderten, immer und überall nur an ihren Profit dachten.« Opa zuckte die Schultern. »Ehrlich gesagt weiß ich nicht, ob das wahr ist. Wahr ist, dass die Juden überall auf der Welt immer wieder verfolgt wurden. Den Antisemitismus hat Hitler nicht erfunden.«

»Also war es gut, dass die Juden in Arbeitslager kamen?«

»Arbeitslager?« Opa sah Udo erstaunt an. »Die meisten kamen in Konzentrationslager und wurden da vergast. Nicht gerade ein Kapitel in unserer Geschichte, auf das wir stolz sein dürfen.«

»Glaubst du das?« Udo dachte an Willis Erklärung über die ›Auschwitz-Lüge‹.

Opa drückte seine Zigarette aus. »Ich war nicht dabei«, sagte er dann, »aber die Konzentrationslager sind eine Tatsache. Genauso wie die Gaskammern. Und die Berichte von Überlebenden.«

Einen Moment lang wollte Udo Opa von den gefälschten Fotos erzählen, aber dann ließ er es. Auf jeden Fall war Opa kein Judenfreund. Konnte ja sein, dass ›sein Jude‹ ein netter Nachbar gewesen war. Natürlich gab es überall Ausnahmen. Und dass dieser Isaak nicht mehr aus dem Arbeitslager zurückkam, war ja auch logisch. Schließlich war er ein alter Mann gewesen. Das hatte Opa selbst gesagt.

Udo sah auf seine Armbanduhr. Es war halb zehn.

»Ich geh dann mal«, sagte er zu Opa.

Opa strich ihm über die Haare.

»Mach dir über Vergangenes nicht zu viel Gedanken. Heutzutage haben wir andere Probleme!«

»Ja«, sagte Udo. Aber er dachte: Was weiß Opa schon. Er denkt, es sind nur die Ausländer. Die Juden mischen immer noch mit. Das hatte er schließlich am eigenen Leib erfahren.

Auf dem Weg nach Hause fühlte Udo sich sehr einsam. Wie gerne hätte er mit Opa geredet. Oder mit Nina.

Aber er durfte mit niemandem reden. Das hatte er ausdrücklich bei seinem Aufnahmeschwur versprechen müssen:

»Ich schwöre, dass ich mit niemandem über meine Kameraden rede. Jede geplante Aktion unterliegt absoluter Schweigepflicht. Verräter werde ich melden. Sie sind eine Schande für jeden ehrlichen Deutschen! Noch ist Deutschland nicht verloren. Sieg Heil!«

Eine Gänsehaut hatte Udo dabei bekommen.

Das Empfehlungsschreiben von Willi brannte in seiner Tasche.

Dabei sollte er doch stolz darauf sein, dass Willi ihn für eine wichtige Aktion einsetzen wollte.

Vor der Haustür wartete Bruto auf Udo. Er miaute leise.

»Natürlich bekommst du noch deine Milch«, sagte Udo und bückte sich. Für einen Augenblick vergrub er sein Gesicht im weichen Fell des Katers. Das tröstete ihn. Obwohl er nicht wusste, warum er Trost brauchte.

Er hatte keine Ahnung, dass er beobachtet wurde.

7. Kapitel

Kurt Pflüger nahm das Empfehlungsschreiben von Pastor Witte schweigend entgegen. Er legte es auf seinen Schreibtisch, ohne es zu lesen.

»So, du willst also hier bei uns arbeiten!« Er musterte Udo, ohne ein weiteres Wort zu sagen. Wieder einmal wünschte Udo, dass er größer und breitschultriger wäre. Er machte sich gerade. Das hatte Willi ihm beim letzten Treffen gesagt. »Schultern straffen und Brust raus. Ein deutscher Junge zieht nie den Schwanz ein!«

Der Leiter des Flüchtlingslagers schien mit dem, was er sah, zufrieden zu sein.

»Nun setz dich doch, Junge«, sagte er, »du bist hier nicht auf dem Exerzierplatz.« Er lächelte. »Was sagtest du, wie heißt du?«

Udo hatte nicht mehr als »Guten Tag« gemurmelt.

Er fühlte sich flau im Magen. Um das Flüchtlingslager war ein hoher Zaun gezogen. Und neben der Pforte stand ein Farbiger.

»Wohin willst du?«, hatte er in akzentfreiem Deutsch gefragt.

Udo hatte mit dem Briefumschlag gewedelt.

»Von Pastor Witte!«, sagte er, »für Herrn Pflüger.«

Der Farbige öffnete die Pforte.

»Eine neue Regel von oben«, erklärte er und wies mit seinem Kopf in Richtung des grauen Flachsteinbaus. Er grinste. Seine weißen Zähne leuchteten. »Nicht, dass das was helfen würde.«

Udo verzog sein Gesicht zu einem Lächeln. Im Stillen stimmte er dem Afrikaner zu. Im Falle einer Aktion würde er überrannt werden. Aber so weit war es noch nicht.

»Ein deutscher Junge, ein deutscher Mann ist stolz auf Deutschland, stolz auf die deutsche Fußballnationalmannschaft, stolz auf alles, was deutsch ist. Wir setzen uns zur Wehr, wir kämpfen für unsere Rechte, für unsere Ansichten. Notfalls mit Gewalt. Wer nicht für uns, ist gegen uns. Schau jedem Feind des deutschen Volkes in die Pupille«, hatte Willi Udo bei einem seiner Besuche eingehämmert.

Das tat Udo jetzt bei Kurt Pflüger.

»Ein Niggerfreund«, hatte Willi ihn gewarnt.

Idiotischerweise war ihm der Schwarze an der Pforte auch sympathisch gewesen. Ich muss wohl noch viel lernen, dachte Udo. Bloß nicht auf jedes Grinsen hereinfallen. Sonst stoßen sie dir von hinten ein Messer zwischen die Rippen. Das hatte Willi ihm auch gesagt. »Sie lächeln dich an, dienern womöglich, während sie das Messer schon griffbereit in der Hand haben.«

»Was kannst du denn?«, fragte ihn jetzt Herr Pflüger. »Ich meine, uns fehlt es an Helfern in jeder Ecke!«

Udo zuckte die Schultern. Ja, was konnte er? Sein Auftrag war, genaue Grundrisszeichnungen des Lagers anzufertigen. Und wer wann und wo Wache hatte. Wie viele Leute hier untergebracht waren. Es müsste doch so etwas wie eine Buchhaltung geben, überlegte Udo.

»Ich kann mit Computern umgehen«, sagte er. »Ich könnte im Büro arbeiten.« Herr Pflüger nickte beifällig.

»Rasenmähen kann ich natürlich auch«, fügte Udo noch hinzu. Er hatte einen ziemlich verwilderten Rasen gesehen.

Ein wenig hilflos zog er die Schultern hoch. »Ehrlich gesagt weiß ich es nicht. Ich hab so etwas ja noch nie gemacht.«

Udo hatte wohl genau das Richtige gesagt. Herr Pflüger stand auf.

»Ich zeige dir erst einmal das Lager. Und dann werden wir weitersehen.«

Das lang gestreckte Gebäude hatte zwölf Räume, die alle gleich aussahen. In jedem Zimmer standen drei mal drei Etagenbetten, in der Mitte ein Tisch mit Stühlen, in der Ecke, neben einem Waschbecken, ein zweitüriger Kleiderschrank. Vor den kleinen Fenstern hingen blau-grau gestreifte Gardinen. Alles war sehr sauber, nirgendwo lag etwas herum, aber Udo glaubte, noch nie etwas Trostloseres gesehen zu haben.

Am Ende des Ganges waren zwei Duschräume und Toiletten. Neben der Küche war ein Büro mit vielen Aktenordnern, einer Schreibmaschine und daneben stand ein Computer.

Herrn Pflügers Büro war mit dem Raum durch eine Zwischentür verbunden. Und dann gab es noch einen Aufenthaltsraum mit einer verschlissenen Couchgarnitur, einigen Stühlen und einem Fernseher.

In manchen Zimmern lag jemand auf dem Bett, einige Bewohner spielten in einem anderen Raum am Tisch mit Dominosteinen, im Aufenthaltsraum beruhigte eine junge Frau ihr weinendes Baby, während im Fernsehen ein Programm in einer fremden Sprache lief. Andere Frauen hatten eine Näharbeit vor sich. Sie hoben ihren Kopf, nickten Herrn Pflüger zu, zupften ihre Kopftücher zurecht. Durch eines der Fenster sah Udo hinter dem Haus Männer in kleinen Gruppen beieinander stehen, andere lehnten teilnahmslos an der Mauer.

»Die Langeweile ist ein großes Problem. Nur einige Männer können und dürfen arbeiten«, sagte der Lagerleiter. »Das gilt auch für die Frauen. Irgendwo ein paar Euro verdienen mit Putzarbeiten oder was sonst so möglich ist. Die Kinder sind in der Schule oder im Kindergarten. Nachmittags kommt oft ein Mädchen aus der Stadt zu uns. Sie betreut dann die kleineren Kinder, spielt mit ihnen oder hilft den größeren bei den Schulaufgaben.«

»Das kann ich bestimmt auch«, sagte Udo.

»Wann willst du denn anfangen?«, fragte Herr Pflüger.

Udo überlegte kurz. Willi würde sich wahrscheinlich freuen, wenn er bald etwas Greifbares in die Hände bekam. Außerdem hatte er nachmittags genug Zeit.

»Morgen«, sagte Udo und lächelte, »morgen könnte ich anfangen.«

Als er das Flüchtlingslager verließ, sah Udo sich einige Male um. Es war, als fühlte er stechende Blicke im Rücken, einmal glaubte er Schritte zu hören.

Bloß nicht durchdrehen, ermahnte er sich selbst, der Pflüger war doch total auf sein harmloses Aussehen reingefallen. Also, wer sollte ihn schon verfolgen?

Udos Eltern waren begeistert.

»Das finde ich nun wirklich sehr sozial«, sagte Mutter, »diese armen Menschen. Insbesondere die Kinder können einem ja Leid tun.« Udo erinnerte sich, dass Mutter auch schon anders geredet hatte. Aber ja, da war es natürlich um die Vergabe der Wohnungen am Wiesengrund gegangen.

Vater klopfte ihm auf die Schulter. »Ich bin stolz auf dich, mein Junge. Andere in deinem Alter hängen in der Stadt herum und du tust etwas für unsere Mitmenschen. Ich glaube, der Karate-Klub hat eine gute Wirkung auf dich!«

Udo unterdrückte ein Lächeln. Jetzt meinte Vater bestimmt den ganzen Unsinn mit dem Wachsen des Geistes und was da sonst noch so alles in der Broschüre gestanden hatte. Aber er nickte brav. War absolut nicht nötig, dass seine Eltern mehr wussten. Einmal abgesehen davon, dass sie sich auch sonst nur oberflächlich für sein Leben interessierten und er außerdem überhaupt nicht über geplante Aktionen reden durfte.

Willi fragte ihn, wie Udos erster Eindruck gewesen war.

»Eine trostlose Bude«, sagte er, »aber alles in allem sauber und ordentlich.«

Der Satz schien Willi nicht zu gefallen.

»Sauber und ordentlich«, höhnte er. »Menschenskind, begreifst du denn nicht, dass dieser Niggerfreund die Juden und Ausländer salonfähig machen will? Natürlich ist es in so einem Lager ordentlich. Sonst hätten die ja gleich Probleme mit der Stadtverwaltung. Obwohl auch da das System viel zu verkrustet ist. Es muss ganz einfach revolutionäre Veränderungen geben.«

»Ja, natürlich, natürlich«, stotterte Udo.

Willi war schnell wieder versöhnt. Und er lobte Udo ausführlich, als dieser ihm aus dem Gedächtnis einen Lageplan mit den zwölf Schlafräumen, der Küche, den Waschräumen, den Toiletten und den zwei Büroräumen aufzeichnen konnte.

»Ausgezeichnete Arbeit«, sagte Willi. »Hast du 'ne Ahnung, ob alle Räume voll belegt sind?«

»Nee!« Udo schüttelte den Kopf. »Keine Ahnung! Aber wenn alle Betten in den zwölf Zimmern belegt wären, würden da hundertundacht Personen untergebracht sein.«

»Das wäre doch mal was«, sagte Willi Wöhlert und rieb mit dem Daumen über die Knöchel der anderen Hand. »Ehrlich gesagt kann ich es beinahe nicht abwarten.«

»Ja«, sagte Udo und wunderte sich, dass seine Stimme plötzlich so belegt klang. »Das verstehe ich.«

Am nächsten Tag, als Udo nach der Schule zum Flüchtlingslager ging, sah es dort ganz anders aus. Kinder rannten um das Haus, im Gang standen Frauen in Gruppen zusammen, überall war Betrieb, in einem Zimmer sang ein Mädchen, aus einem anderen Raum klangen laute, aufgebrachte Worte, die Udo nicht verstand.

Auf dem Weg zu Herrn Pflügers Büro stieß er gegen eine Frau.

»Oh, sorry«, sagte er.

»Du?«, sagte die Frau und sah Udo erstaunt an. »Was du machst hier?«

Es war die farbige Frau aus der Schulkantine. Sie sah ihn misstrauisch an.

Udo begriff immer noch nicht, warum ihm die Frau bei dem Angriff von Josef Rosenberg erst geholfen hatte, um ihn dann später überhaupt nicht mehr zu beachten.

»Ich will zu Herrn Pflüger«, sagte er und ärgerte sich gleichzeitig, dass er sich so einschüchtern ließ.

Herr Pflüger begrüßte Udo wie einen alten Bekannten.

»Wie wäre es, wenn du den älteren Jungen Sprachunterricht geben würdest?« Er schob Udo ein Buch mit Bildern und Untertitelungen zu. »Die Älteren wollen nämlich nicht von einem Mädchen unterrichtet werden.«

Udo nahm das Lehrbuch in die Hand. Es zeigte als Erstes eine Karte von Deutschland mit den größten Städten. Auf der nächsten Seite waren zwei Jungen abgebildet. Der blonde Junge sagte in einer Sprechblase: »Ich bin Hans.« Der dunkelhäutige Junge sagte: »Ich heiße Achmed.«

Und wieder eine Seite weiter fragten sie sich, wo sie wohnten, ob sie Geschwister hatten, was sie gerne aßen und tranken. Kindergartenniveau, dachte Udo. Aber ihm sollte es egal sein.

»Kannst du das?«

»Klar doch«, sagte Udo.

Herr Pflüger nahm ein Mikrofon in die Hand und nannte verschiedene Namen, die durch das Lager schallten.

Für einen Augenblick verstummten alle anderen Geräusche.

Als Udo mit Herrn Pflüger auf den Gang trat, warteten dort neun Jungen. Einige waren nicht älter als zehn Jahre, der Älteste überragte Udo um Kopfeslänge. Drei waren farbig, die anderen waren hellhäutig, hatten aber, bis auf einen Jungen, dunkle, glatte Haare. Der Kleinste hatte blonde Haare, die eine dunkelrote Narbe auf der Stirn nur halb bedeckten.

»Das ist Udo«, sagte Herr Pflüger und legte für einen Moment die Hand auf Udos Schulter. »Er wird euch unterrichten.«

Denselben Satz wiederholte er in einer fremden Sprache. Und in einer weiteren.

»Wo?«, fragte Udo Herrn Pflüger.

»Heute vielleicht draußen«, sagte der Lagerleiter. »Es ist so ein schöner Herbsttag!«

Udo nickte. Draußen war es bestimmt angenehmer als hier im Gebäude. Die Jungen sahen ihn teilnahmslos an.

»Also dann«, sagte er und wies auf die verwilderte Wiese.

Die Jungen trotteten hinter ihm her.

»Kommt, wir setzen uns im Kreis hin«, sagte Udo mit unnatürlicher Fröhlichkeit. »Das machen wir bei uns in der Schule auch.«

»Im Turnunterricht«, fügte er noch hinzu. Herr Grönwald saß gerne mit seinen Schülern im Kreis. Um mit ihnen über bestimmte Übungen zu reden oder um besonders gute Turner eine Übung vormachen zu lassen.

Die Jungen hatten Udo entweder verstanden oder folgten ganz einfach seiner Handbewegung.

»Du musst etwas dichter herankommen«, sagte er zu dem Jungen mit der roten Narbe auf der Stirn.

Wieder folgte der Junge fast automatisch Udos Aufforderung oder der Bewegung seiner Hände.

Neun Augenpaare sahen Udo an. Teilnahmslos und uninteressiert. Es schien, als seien sie irgendwo weit weg. Sie saßen nur hier im Kreis, weil der Lagerleiter sie aufgefordert hatte, mit Udo mitzugehen. Und weil man ihnen eindringlich gesagt hatte, sie müssten gehorchen und tun, was man ihnen sagt.

Udo fühlte sich so unbehaglich wie selten in seinem Leben. Wie sollte er diesen unterschiedlichen Jungen Deutsch beibringen? Wenn keiner von ihnen überhaupt kapierte, was er sagte? Er hätte doch lieber Gras mähen sollen. Dann hätte er auch anhand seiner Schritte genau zählen können, wie groß das Grundstück war.

Ein paar Männer sahen zu ihm herüber. Udo räusperte sich. Er sah auf das Buch in seiner Hand. Okay, dann eben mit Kindergartenniveau anfangen. Er wies auf sich.

»Ich bin Udo«, sagte er.

Die Jungen sahen ihn schweigend an.

»Udo«, wiederholte er und spitzte seine Lippen übertrieben. »Uudoo!«

Er sah den farbigen Jungen zu seiner Rechten an, richtete den Zeigefinger seiner rechten Hand auf ihn. »Wie heißt du?« Der Junge schwieg.

»Uudoo«, wiederholte Udo und wies auf sich, »und du?«

Jetzt hatte er anscheinend begriffen. »Juri«, sagte er.

Udo nickte erleichtert, wies auf den nächsten Jungen.

»Laloo«, war die Antwort.

»Seth«, sagte der Junge, der Udo um Kopfeslänge überragte.

Jetzt war der blonde Junge mit der roten Narbe an der Reihe.

Einen Moment sah er Udo schweigend an, dann sagte er: »Ich heiße Albin und meine Brüder hießen Radenko, Velimir, Boris, Danko und Carol. Sie sind alle tot. Meine Eltern auch.« Er atmete flach. »Willst du noch was wissen?«

8. Kapitel

Mehmet Özmar war tot.

Nina hatte rote, geschwollene Augen.

»Ein tragischer Unfall«, sagte Erika Böhme und ihr Mund zuckte, als unterdrücke auch sie ein Weinen. »Er ist am Bahngleis gestolpert und vor den hereinfahrenden Zug gefallen.«

In der Klasse war die Stille greifbar. Es schien, als hielten alle den Atem an. Jeder sah vor sich auf den Tisch. Auch Udo.

Mehmet Özmar war tot. Der stille Mehmet, den er mit Nina zum Flüchtlingslager hatte gehen sehen. Und von dem er Willi Wöhlert erzählt hatte.

Gestern hatte Willi ihm von dem Unfall berichtet. »Damit du morgen schon Bescheid weißt«, hatte er gesagt.

»Ein Unfall?« Udos Stimme kam von weit her. Sie schien ihm nicht zu gehören.

»Natürlich ein Unfall«, hatte Willi barsch geantwortet. »Ich hab das nur durch meine Kontakte bei der Polizei früher erfahren. Morgen wird es in allen Zeitungen stehen.«

Udo hatte auf sein Colaglas geschaut. Ein Tropfen lief wie eine dicke Träne das Glas hinunter und hinterließ eine feuchte Spur.

»Woher weiß man, dass es ein Unfall war?« Er musste das fragen.

»Zeugen.« Willi Wöhlert kniff seine Augen zusammen. »Komm bloß nicht auf irgendwelche blöden Ideen. Es gibt mehrere Zeugen, die das übereinstimmend ausgesagt haben.« Er beugte sich vor und legte beruhigend seine Hand auf Udos Knie.

»Mehrere Zeugen, unter anderem eine alte Rentnerin.« Willi richtete sich wieder auf. Er sah aus dem Fenster. Der Wind trieb einige Blätter vor sich her, jagte sie, bis sie erschöpft zu Boden sanken. »Ganz erschüttert war die alte Frau«, fügte er noch hinzu. »Das hat jedenfalls der zuständige Beamte in sein Protokoll geschrieben.«

Eine alte Frau hat den Unfall gesehen.

Es gab mehrere Zeugen.

Es war ein tragischer Unfall.

Mehmet war gestolpert. Vielleicht über eine leere Dose, vielleicht einfach über seine eigenen Füße. Ob die Zeugen genau gesehen hatten, worüber Mehmet gestolpert war?

Er hatte Willi gefragt. Der zuckte die Schultern.

»Nein, keine Ahnung! Aber findest du nicht, dass wir jetzt genug über diesen Türken gesprochen haben? Ich meine, wir haben doch noch Wichtigeres zu besprechen.«

Das Wichtigere war das Asylantenheim. Mehmet hatte zwar dort nicht gewohnt, aber er war des Öfteren zum Übersetzen da gewesen. Das hatte Udo von Herrn Pflüger gehört. Bevor der Unfall auf dem Bahnsteig passiert war. Nach der ersten Unterrichtsstunde auf der verwilderten

Wiese hatte er Herrn Pflüger nach den verschiedenen Jungen gefragt.

»Du kannst ihre Geschichten in den Akten nachlesen. Oder im Computer. Alles alphabetisch geordnet.« Herr Pflüger hatte für einen Moment die Lippen aufeinander gepresst. »Schließlich muss alles seine Ordnung haben«, hatte er dann noch mit einem fast bitteren Unterton hinzugefügt. Er gab Udo eine Liste mit den Nachnamen der Jungen. Aber Udo hatte als Erstes Özmar eingegeben. Und da kam die Mitteilung: Mehmet Özmar, 15 Jahre, geboren in Hamburg, wohnhaft Am alten Markt 16. Spricht Türkisch, Kurdisch, Deutsch. Kann als Dolmetscher eingesetzt werden.

Jetzt konnte Mehmet nicht mehr als Dolmetscher eingesetzt werden.

»Um ein Uhr treffen wir uns in der Aula zu einer Gedenkstunde für Mehmet«, sagte Frau Böhme.

Während der Gedenkstunde dachte Udo an Willi Wöhlert und die geplante direkte Aktion. Das war besser, als über Mehmets Tod nachzudenken. Schließlich hatte eine Rentnerin bestätigt, dass es ein Unfall gewesen war.

Ziel der geplanten direkten Aktion war das Asylantenheim.

»Wir müssen ein Zeichen setzen«, hatte Willi gesagt. ›Deutschland den Deutschen‹ darf keine leere Phrase mehr sein. Jeder soll wissen, dass Deutschland kein Einwanderungsland ist. Bis in den fernsten Urwald soll man unsere Trommeln hören. Deutschland wird brennen. Brennen, um unser Vaterland von allem Ungeziefer zu reinigen!« Willis Augen glänzten. Udo sah verlegen zur Seite. Er fühlte sich, als schaue er verbotenerweise durch ein Schlüsselloch.

Willi Wöhlert schien ein gutes Gespür für Stimmungen zu haben. Er packte Udo an beiden Armen. »Menschenskind, Udo, du weißt doch: Wir dienen einer höheren Sache. Da kann man schon mal ins Schwärmen kommen. *Wir* machen Geschichte! Denke daran! So wie damals die opferbereiten Piloten mit ihren Angriffen in Amerika Geschichte gemacht haben. Niemand wird jemals die rauchenden Türme in New York vergessen. Live auf allen Fernsehsendern der Welt! Das war die gelungene Aktion überhaupt! Und erinnere dich an Punkt zwei deiner Karateregeln: Greife an, bevor der Gegner angreifen kann.«

Der Griff um Udos Arme lockerte sich ein wenig. »Du glaubst doch nicht im Ernst, dass es auf Dauer gut gehen würde? Deutschland ist einfach zu klein, um noch mehr Asylanten aufzunehmen. Das muss jeder wissen, das müssen wir jedem klar machen.«

Udo nickte. Klar, am besten wäre es, wenn keine Fremden mehr kämen. Aber was sollte mit denen geschehen, die schon hier waren? Die direkte geplante Aktion betraf das Asylantenheim, das mit hundertundacht Menschen belegt war. Das waren dreißig Männer, vierzig Frauen und achtunddreißig Kinder und Jugendliche.

»Durch den Krieg im ehemaligen Jugoslawien haben wir so viele Kinder und Jugendliche hier«, hatte Herr Pflüger Udo erklärt. »Wir versuchen zwar, Familienmitglieder zu finden, aber oft sind ganze Familien abgeschlachtet worden.«

Udo dachte an Albin, der ihm in akzentfreiem Deutsch die Namen seiner fünf ermordeten Brüder genannt hatte und dessen Eltern auch tot waren.

In seiner Akte hatte Udo gelesen, dass Serben den Bauernhof von Albins Familie angezündet hatten, weil sie glaubten, sie versteckten dort albanische Widerstandskämpfer. Albin war durch einen herabstürzenden Balken getroffen worden und in den Keller gestürzt. So hatte er das Massaker überlebt.

»Spricht Deutsch und Kroatisch, Mutter war deutscher Abstammung.«

Albin war einer der Jungen, den die direkte, geplante Aktion treffen würde.

»Was geschieht mit denen, die im Flüchtlingslager sind?«, hatte Udo Willi gefragt.

Willi hatte die Arme vor seiner Brust verschränkt, nachdenklich genickt. »Wir werden uns da noch was einfallen lassen. Spreu vom Hafer scheiden. Wichtig ist, dass du uns weiter auf dem Laufenden hältst.«

Die dunkelhäutige Frau aus der Kantine hieß Elsa. Sie kam nicht aus Ruanda, sondern aus Kamerun und war als Waise in einer Mission aufgewachsen. Elsa Bergerem war geflüchtet, als die Mission von einem Stammesfürsten dem Erdboden gleichgemacht wurde. Keiner wusste, warum

Makake mit einer Horde bewaffneter Krieger die Missionare an ihre Türen nagelte. Eine Abfolge von Zufällen? Ein Missverständnis? Elsa versteckte sich am Ufer des mächtigen Flusses Noun und kam mit einem Rot-Kreuz-Transport nach Deutschland.

»Wahrscheinlich Mitte zwanzig, spricht Französisch, ein wenig Deutsch und einen unbekannten afrikanischen Dialekt. Keine bekannten Familienangehörigen.«

Sie war erst in einem anderen Lager in Ostdeutschland gewesen. Dort bekam sie auch ihre Tochter. Elsa nannte sie Claude. Zur Erinnerung an die tote Missionarsfrau.

Nina Bröddin war das Mädchen aus der Stadt, das Herr Pflüger erwähnt hatte. Sie betreute nachmittags die Kleinen und gab den Mädchen im Lager Nachhilfeunterricht.

»Du?«, hatte Nina ungläubig gefragt, als sie Udo im Essraum mit seinen ›Schülern‹ sah.

Udo konnte nicht einmal antworten. Dabei hätte er es sich doch denken können. Er hatte doch selbst Mehmet und Nina zum Flüchtlingslager gehen sehen. Mehmet Özmar, der hier oft als Dolmetscher gearbeitet hatte.

Die kleine Claude schmiegte sich an Nina, hing wie ein Äffchen um ihren Hals.

»Was machst denn du hier?«, fragte Nina unwirsch. »Du wirst doch nicht auf einmal vom Saulus zum Paulus geworden sein?«

Saulus und Paulus war eine Geschichte aus der Bibel. Erst glaubte Saulus nicht an Gott, später wurde er ein gläubiger Anhänger der christlichen Lehre.

Udo war froh, dass er das wusste.

So konnte er zumindest jetzt etwas sagen. »Ich habe nichts gegen Ausländer. Und ich habe dir schon mal gesagt, dass ich nichts mit dem Plakat zu tun hatte. Nur der Großkotz Rosenberg und sein Handlanger Izmar nerven mich.«

Nina sah ihn nachdenklich an.

Udo erinnerte sich an Willis Worte: »Schau dem Gegner offen und ehrlich in die Augen.« Er sah Nina an, ohne zu blinzeln.

War Nina sein Feind?

Nein, ganz bestimmt nicht. Nina hatte ihm mal aus der Patsche geholfen. Nina hatte ihm allerdings auch das rote Plakat in Fetzen vor die Füße geworfen. Und danach nicht mehr mit ihm gesprochen. Jetzt sprach sie wieder mit Udo.

Sie fragte ihn: »Und was ist mit Mehmet Özmar? Hattest du auch was gegen ihn? War er auch ein Großkotz?«

Ihre Augen füllten sich mit Tränen. Die kleine Claude schmiegte sich noch enger an Nina.

Udo räusperte sich. Seine Stimme klang ganz normal. »Nein, wirklich nicht. Der Mehmet hat doch nie einer Fliege was zu Leide getan.«

Und während Udo das sagte, wusste er, dass es die Wahrheit war. Mehmet hatte niemandem etwas getan. Mehmet war ihm das erste Mal aufgefallen, als er ihn zusammen mit Nina zum Flüchtlingslager hatte gehen sehen. Damals war er sauer auf ihn gewesen. Aber er wäre auch sauer auf Jürgen gewesen oder auf Markus oder auf Michael. Die hielten sich wie Jürgen und er so weit wie möglich aus allem raus. Er wäre auf jeden Jungen sauer gewesen, der nach der Schule mit Nina ging und der sie zum Lachen brachte.

»Mehmet hatte einen Unfall!«, sagte er.

Nina warf ihren Kopf in den Nacken, strich mit einer Hand beruhigend über Claudes Wange.

»Glaubst du das?«

Und weil Udo sie nur stumm ansah, bückte sie sich ein wenig und sah ihn durchdringend an. »Glaubst du das wirklich, Udo Lehnhof?«

Udo wandte seinen Blick ab und sah direkt in Albins Augen.

Albins Augen hielten ihn fest. In seinen Augen las er die Namen seiner toten Brüder Radenko, Velimir, Boris, Carol und Danko. Und es war ihm, als stünde da jetzt auch noch Mehmet.

Er biss die Zähne zusammen. Nicht schlappmachen, ein deutscher Junge zieht nicht den Schwanz ein.

Mit äußerster Anstrengung wandte er seinen Blick wieder ab.

»Es gibt Zeugen«, sagte er lauter als nötig. »Zeugen, die gesehen haben, dass es ein Unfall war.« Und weil es so wichtig schien, fügte er noch hinzu: »Eine alte Frau hat es auch gesehen. Eine Rentnerin.«

»Ja«, sagte Nina, richtete sich auf und wiegte beruhigend die kleine Claude, die auf einmal anscheinend grundlos zu weinen begann. »Ja, es gibt auch eine Zeugin. Eine Rentnerin. Weißt du zufällig den Namen dieser Frau?«

9. Kapitel

Die Treffen in der »Fischerklause« verliefen immer nach dem gleichen Muster. Für Udo waren sie die absoluten Höhepunkte der Woche. Er galt als besonderer Schützling Willi Wöhlerts. Man behandelte ihn mit wohlwollendem Respekt. Wenn Willi sprach, saß Udo in der ersten Reihe. Seine Augen glänzten, wenn er zu ihm aufsah. Jedes seiner Worte sog er in sich auf. Ja, so wollte er auch einmal werden, uneigennützig, an Deutschland und die Zukunft seines Vaterlandes denkend.

»Zuwanderungsstopp ist Umweltschutz!«, rief Willi in den Saal. Und alle klatschten.

War doch klar, dass Willi Recht hatte. Man durfte ganz einfach keine Fremden mehr nach Deutschland lassen. Dann brauchte man keine neuen Asylantenheime und Deutschland würde wieder den Deutschen gehören.

Und Willi war besonnen, klug. »Keine überhastete Aktion. Auch nicht gegen das Asylantenheim vor unserer Stadt. Alles braucht seine Zeit. Gerade jetzt! Die jüngsten Ereignisse zwingen uns zu Besonnenheit und zu Geduld!«

Darüber war Udo froh. Und das hatte mehrere Gründe. Gründe, die Willi vielleicht nicht verstehen würde.

Aber immer, wenn er Willi zuhörte, war da wieder das unglaubliche Gefühl von Zusammengehörigkeit, von Kameradschaft, von tiefer Dankbarkeit, dass ausgerechnet er mit diesem coolen Typen befreundet war. Er, der noch vor einigen Monaten vor einem jüdischen Agitator auf dem Boden gelegen und sich hatte demütigen lassen. Aber die Zeiten waren vorbei.

Josef Rosenberg war seit einer Woche wieder in der Klasse, aber es war nicht mehr der gleiche Josef Rosenberg wie der vor Udos Racheakt. Vielleicht lag es nicht nur an den Schlägen, sondern auch daran, dass die Wände von Josefs Haus immer wieder mit Hakenkreuzen und ›Judensau‹ beschmiert wurden. Und Josefs jüngerer Schwester hatte man vor einigen Tagen die Haare abgeschnitten, als sie mit einer Freundin von der Schule kam. Zwei mit Wollmützen maskierte Jungen hatten das kleine Mädchen festgehalten und ein Dritter hatte ihr in Sekundenschnelle den langen Zopf abgeschnitten. Davon hatten die Zeitungen empört berichtet. Die kleine Hannah war ein gefundenes Fressen für die Sensationspresse.

Udo hatte Willi gefragt.

»Waren das unsere Kameraden?« Er hatte das Zeitungsfoto vor Augen, das Gesicht des Mädchens, das weinend über die Schulter einer Polizistin blickte.

Willi hatte entrüstet den Kopf geschüttelt.

»Wir sind doch keine Kinderschänder! Was glaubst du denn von uns?«

Udo hatte beschämt zu Boden geblickt.

»Menschenskind, Udo, begreif doch die ganze Infamie dieser Juden! Da inszenieren sie selbst einen Überfall auf so ein Kind. Und warum? Nur um Stimmung gegen uns zu machen. Und das gelingt ihnen ja auch. Allerdings nur so lange, bis sie die wirklichen Täter gefasst haben.«

Und Willi hatte wie immer Recht.

Zwei Tage später fasste man einen jungen Mann. In der Zeitung stand, dass man seine Verhaftung einem anonymen Hinweis verdanke. In seiner Wohnung fand die Polizei einen vergrößerten Stadtplan. Hannahs Schule und ihr Nachhauseweg waren mit Kreuzen markiert. Nach längeren Verhören gab der Täter scheinbar zermürbt zu, im Auftrag jüdischer Hintermänner gehandelt zu haben. Den Namen der anderen Männer verriet er nicht.

Die jüdische Gemeinde reagierte mit Empörung. »Hier handelt es sich um ein hinterhältiges Komplott«, sagte ihr Sprecher. »Der Täter ist ein mehrfach vorbestrafter Schläger aus der rechten Szene!«

Zur gleichen Zeit explodierte in Tel Aviv eine Bombe in einem Eiscafé. Das Eiscafé war der Lieblingstreffpunkt der jüdischen Kinder der Elmar-Wiesendahl-Schule. Die Bombe war mit Stahlnägeln gefüllt.

Die Kamera zeigte in sekundenschnellen Schnitten Bilder des Horrors: ein Kinderschuh, eine Schultasche, ein offenes Medaillon. Und überall Blut, große Lachen Blut, graue Plastiklaken, die Entsetzliches verdeckten.

Udo hatte Mühe, seine aufsteigende Übelkeit zu unterdrücken. Seine Mutter sagte mit tränenerstickter Stimme:

»Wie können sie nur? Wer tut denn so etwas?«

Das fragte Udo sich auch. Und Udo hatte Willi gefragt.

Die offizielle Version war, dass wieder ein palästinensischer Selbstmordattentäter mit einer Bombe am Leib sich und dreißig Kinder getötet hatte.

Willi hatte mit ernstem Gesicht genickt.

»Durchaus möglich, Udo. Nach ihrem Glauben kommt so ein Märtyrer direkt ins Paradies.«

»Ein Mörder???«

»Für uns ist er ein Mörder. Für die Palästinenser ist er ein Held.« Willi räusperte sich, um mit lauterer Stimme fortzufahren: »Denk doch daran, wie viele unschuldige Menschen bei den Angriffen gegen so genannte Terroristen getötet wurden und werden. Erinnerst du dich noch an das Attentat der Juden auf einen Schulbus? Auch da wurden Kinder getötet. Natürlich behaupteten die jüdischen Kriegshetzer, dass in dem Bus auch arabische Terroristen saßen, aber das war doch wieder eines ihrer Ablenkungsmanöver. Und soweit ich weiß war dieser verzweifelte Mann, der Attentäter im Eiscafé, der Vater eines der getöteten Kinder in dem Bus.«

Udo fragte nicht, woher Willi das wusste.

Willi wusste einfach so viel.

Aber diesmal half Udo das nicht.

Er presste die Lippen aufeinander. Nein, das war alles zu schrecklich. Kinder, die ermordet wurden. Männer, die sich selbst in die Luft jagten. Blut, wohin man sah.

Oder, nicht so weit weg, in seiner Stadt, ein kleines Mädchen namens Hannah. Hannah hatte man »nur« einen

Zopf abgeschnitten. Aber Udo glaubte sich vorstellen zu können, was für eine Angst das Mädchen gehabt haben musste, als die zwei maskierten Männer sie festhielten, eine Schere aufblitzte ...

Udo schloss die Augen und schüttelte sich. Er wollte dieses Bild nicht vor sich sehen, dieses Entsetzen in ihrem Gesicht, während die Polizistin ihr beruhigend auf den Rücken klopfte.

Und ganz plötzlich sah Udo wieder Josef Rosenberg vor sich liegen. Hilflos, von ihm selbst zusammengeschlagen, während zwei Kameraden Josef festgehalten hatten.

Was unterschied ihn noch von den Mördern in Amerika, in Israel und in Palästina?

Er hätte Josef Rosenberg auch töten können.

Ja, Josef und seine kleine Schwester Hannah waren Opfer von blindem Hass. Und er, Udo Lehnhof, hatte in blindem Hass auf einen Altersgenossen eingeschlagen.

Wie hatte er nur so weit gehen können? Einen hilflosen Jungen bewusstlos zu schlagen? Natürlich, dieser ›hilflose Junge‹ war ein gemeiner Kerl, aber rechtfertigte das seine Tat? Worauf war er eigentlich stolz gewesen? Dass zwei maskierte Skinheads ihm die Möglichkeit gegeben hatten, jemanden fast zu Tode zu prügeln?

Entsetzt hatte Udo am nächsten Tag mit seinen Eltern in den Abendnachrichten einen weiteren Bericht des israelischen Sonderberichterstatters gehört. Die erneut gezeigten blutigen Bilder des Anschlages vermengten sich mit dem blutüberströmten Gesicht Josefs, mit den vor Angst geweiteten Augen Hannahs, mit Albins emotionsloser Stimme, als er die Namen seiner fünf getöteten Brüder aufzählte, mit dem scheuen Blick der kleinen Claude, die mit ihrer farbigen Mutter im Asylantenheim wohnte. Udo stöhnte und schlug die Hände vor sein Gesicht.

»Udo, Junge, was ist denn?« Mutter strich ihm erschrocken über den Arm.

»Ist doch kein Wunder«, sagte sein Vater, »diese Bilder überschreiten ja wirklich alles. Seit dem elften September sehen wir nur noch Blut und Gewalt.« Er drückte auf der Fernsehbedienung auf »aus«. »Ist doch wirklich nicht nötig, dass man das alles so genau sieht.«

Udo hatte sich gefasst. Er sah zum Fernseher. Die Bilder aus Israel waren verschwunden. Seine Bilder im Kopf nicht.

»Schon gut«, versuchte er zu scherzen, »ich hatte wohl gerade meine empfindlichen fünf Minuten.«

»Es ist keine Schande, wenn einem das mal zu viel wird«, sagte Mutter.

»Natürlich nicht«, bestätigte Vater.

Was wisst ihr denn, dachte Udo. Was wisst ihr denn von Josef, von Hannah, von all dem Elend im Asylantenheim? Was wisst ihr von mir? Nichts wisst ihr.

»Ich muss noch lernen«, sagte Udo und ging in sein Zimmer.

Am nächsten Tag war Sportunterricht. Josef hatte ein ärztliches Attest. Er durfte noch nicht mitturnen.

Udo klagte bei Herrn Grönwald über Kopfschmerzen.

»Wird hoffentlich keine Grippe«, sagte sein Turnlehrer. »Hilf dann lieber dem Josef Rosenberg, den versäumten Lehrstoff nachzuholen.«

Einige Mitschüler kicherten. Es war schließlich ein offenes Geheimnis, dass die beiden Erzfeinde waren.

Nina sah ihn prüfend an. Udo erwiderte ihren Blick. Und diesmal dachte er nicht an Willis Spruch von wegen dem Feind in die Pupille zu sehen.

Nein, er dachte: Vielleicht können wir reden. Und er meinte tatsächlich: reden mit diesem jüdischen Agitator.

Josef sah überhaupt nicht mehr wie ein jüdischer Agitator aus. Er schluckte und zog seine Schultern hoch, als Udo ins Klassenzimmer kam. Beinahe gehetzt sah er sich um. Aber er und Udo waren allein.

Udo glaubte, Josefs Angst riechen zu können. Mein Gott, dachte Udo, er hat Angst vor mir. Und das, obwohl er mehr als einen Kopf größer ist als ich. Aber im gleichen Moment wusste Udo auch, dass Josefs Angst nicht ihm galt, sondern den Leuten, die hinter Udo standen. Seinen rechten Kameraden. Natürlich hatte Josef gefühlt, dass ihn zwei Schläger festgehalten und ein dritter auf ihn eingedroschen hatte. Ihn getreten hatte. Ob er ahnte, dass er, Udo, das gewesen war?

Beschämt senkte Udo seinen Blick.

»Was willst du?«, fragte Josef mit belegter Stimme.

Udo räusperte sich. »Der Grönwald schickt mich. Ich

soll dir zeigen, wie weit wir sind. Was du versäumt hast. Ich meine, während du, als du«, er begann zu stottern, »als du krank warst.«

Josef sagte nichts.

Nach einer Weile sah Udo auf.

»Trick achtzehn, ja?«, fragte Josef höhnisch. »Denkst wohl, ich bin total bescheuert. Willst wahrscheinlich Informationen aus mir rausholen. Laufen schließlich noch einige Juden herum, von denen ihr nichts wisst.«

Er holte tief Luft und fuhr mit festerer Stimme fort: »Es langt euch nicht, dass meine kleine Schwester sich nicht mehr auf die Straße traut. Nein, ihr wollt wissen, ob es noch mehr von uns gibt. Harmlose kleine Mädchen und Jungen. Oder solche wie mich. Über die man zu dritt herfällt.«

Er hat nicht mal Unrecht, dachte Udo. Willi hatte ihn tatsächlich gefragt, ob er nicht über Josef an Namen und Anschriften von anderen Juden herankommen könnte.

»Man sieht es diesen feigen Hunden leider oft nicht an, dass sie die arische, deutsche Rasse unterwandern.« Er hatte spöttisch gelacht. »Bei Niggern und muslimischen Kameltreibern ist das einfacher.«

»Klar doch«, hatte Udo gesagt.

Aber das war alles noch vor Hannahs Bild in den Zeitungen gewesen. Und vor dem Attentat auf das Eiscafé in Tel Aviv. Bevor sich alle Bilder zu einem mischten: zu einem Bild mit vor Entsetzen weit aufgerissenen Mündern und Blut, überall Blut.

Und vor der Kopie der Zeugenaussage.

Willi Wöhlert hatte sie gestern neben seinem Computer liegen gelassen. Er selbst war in der Küche, um Cola und Chips für seinen Schützling und sich zu holen.

Udo hatte sich noch gefragt, wie Willi es immer wieder schaffte, an wichtige Informationen heranzukommen. Wahrscheinlich seine guten Kontakte zur Polizei, hatte er gedacht. Und fast automatisch hatte er die Aussage der Rentnerin gelesen. Da stand nicht viel Neues drin. Mehmet sei gestolpert, ausgeglitten und vor den hereinfahrenden Zug gestürzt. Ganz einfach entsetzlich sei das gewesen, hatte die alte Frau zu Protokoll gegeben.

Und dann las Udo ihren Namen. Eine gut lesbare Handschrift, trotz ihres Alters: Gertrude Roßkamp. Vor Udos Augen hatte sich alles gedreht und unter einem Vorwand hatte er Willis Wohnung verlassen.

Gehetzt hatte er sich ein paarmal umgedreht. Wieder glaubte er Schritte zu hören. Ich dreh durch, hatte er gedacht, ich dreh wirklich noch durch. Sein Brustkorb schien zu klein für das schmerzhafte Schlagen seines Herzens.

»Nein, wirklich«, stotterte Udo nun gegenüber Josef, »ich soll, ich meine, ich wollte ...«

»Verpiss dich!«, sagte Josef und ballte seine Fäuste, sodass die Knöchel weiß wurden. »Verpiss dich ganz einfach!«

10. Kapitel

Jetzt ging Udo nach der Schule oft gemeinsam mit Nina ins Asylantenheim. Einmal hatte Jürgen ihn gesehen.

»Hey, Alter, glaubst du etwa, dass du bei der Chancen hast?«

Udo hätte gerne ja gesagt und dass Nina absolut scharf auf ihn war und eben alles nur eine Frage des Timings sei und im Übrigen solle er sich um seinen eigenen Kram kümmern. Aber das konnte er nicht.

Nicht, weil er Schiss hatte, dass Nina es zu hören bekommen könnte, sondern weil er einfach nicht darüber reden konnte. Da war etwas zwischen ihm und Nina, ein Gefühl, das er nicht kannte. Über das er nicht nachdenken wollte und über das er schon gar nicht reden konnte.

Sie arbeiteten beide im Asylantenheim, sie mit den Mädchen, er mit den Jungen. Wenn sie sich im Gang trafen, lächelte sie ihn an, einmal hatte sie ihm beim Kaffeeeinschenken die Kanne aus der Hand genommen. Einen Augenblick lang legte sie ihre Finger um seine Hand. Das war wie ein Stromstoß gewesen.

Ein andermal stand er hinter ihr, um von Kurt Pflüger ein neues Lehrbuch in Empfang zu nehmen. Hatte er es sich nur eingebildet oder hatte Nina sich für einige unendlich lange Sekunden gegen ihn gelehnt? Ihre Haare hatten ihn gekitzelt und er bemerkte, sie duftete nach frischen Äpfeln.

Als Nina ihn das erste Mal gefragt hatte: »Weißt du zufällig den Namen dieser Frau?«, hatte er ganz unbefangen »Nein!« sagen können. Nein, er wusste nicht, wie die Rentnerin hieß, die Mehmets Sturz vor den fahrenden Zug gesehen hatte.

»Ist das denn wichtig?«, hatte er Nina gefragt, die weiter die kleine Claude in ihren Armen wiegte.

Nina hatte ihn kurz von der Seite angesehen. »Ja«, sagte sie, »ich denke schon. Kurt Pflüger weiß ihn. Er kennt die Frau. Eine bekannte Persönlichkeit in gewissen Kreisen. Nur bei der Polizei hat wahrscheinlich irgendjemand geschlafen. So was kommt ja leider vor.«

Jetzt wusste Udo den Namen auch.

Warum hatte er damals nicht weiter gefragt? Warum nur?

Gertrude Roßkamp! Gertrude Roßkamp war Willi Wöhlerts Vermieterin. Gertrude Roßkamp backte manchmal Kuchen für die Treffen in der »Fischerklause« und sie war der Idee immer treu geblieben, hatte Willi erzählt. Obwohl sie jetzt schon Mitte achtzig war, blitzten ihre graublauen Augen, wenn sie die »Jungens« sah, und sie lächelte stolz, wenn Willi Wöhlert vor den Kameraden sprach. »Ist er nicht wunderbar?«, hatte sie einmal zu Udo gesagt. »Diese Überzeugungskraft, dieses Feuer, der geborene Führer!«

Damals hatte Udo nur genickt. Er war der gleichen Meinung gewesen. Und ein wenig von Willis Glanz fiel ja auch auf ihn.

Jetzt grübelte Udo stundenlang über die Zusammenhänge nach. Konnte es ein Zufall sein, dass ausgerechnet Willis Vermieterin den Sturz Mehmets bezeugt hatte? Eine alte Frau, besonders eine Frau wie Gertrude Roßkamp, wirkte absolut glaubwürdig. Sie ging trotz ihres Alters sehr gerade und ihre vollen, weißen Haare trug sie in einem verschlungenen Knoten im Nacken. Wenn sie einen Raum betrat, füllte sie ihn mit ihrer Anwesenheit und dann dämpften auch die raubeinigsten Skinheads ihre Stimmen.

Nina hatte gesagt, dass sie eine ›bekannte Persönlichkeit in gewissen Kreisen‹ sei. Wieso wusste das die Polizei nicht? Da hat bei der Polizei wohl jemand geschlafen, hatte Nina gesagt. Oder wollte die Polizei es nicht wissen?

»Wir haben viele Verbindungsleute«, hörte er Willi sagen. »Und zwar überall!«

Auch bei der Polizei?

Und wieso wusste Kurt Pflüger den Namen?

Und was wusste Nina?

Fragen über Fragen, die ihm nachts den Schlaf raubten und die ihn tagsüber Gespenster sehen ließen. Immer öfter glaubte er sich verfolgt, spürte er stechende Blicke in seinem Rücken. Aber wenn er sich umdrehte, sah er niemanden. Armseliger Schisser, dachte er, dir sitzt ganz einfach die Angst im Nacken. Er wusste nur nicht, wovor. Und nicht, vor wem.

Genau eine Woche nachdem Udo das von Gertrude Roßkamp unterschriebene Protokoll gesehen hatte, traf er Nina zufällig auf dem Weg ins Asylantenheim.

»Oh, bist du doch mit von der Partie?«

Udo hatte nur stumm genickt. Gestern in der Schule, als er Nina auf dem Gang traf, hatte er noch etwas von einer anderen Verabredung gemurmelt. Ursprünglich war nämlich heute ausnahmsweise das Treffen in der »Fischerklause«, aber er hatte sich bei Willi entschuldigt. »Im Asylantenheim kommen ein paar Neue an. Kann ja nicht schaden, wenn ich dabei bin.«

Willi hatte seinen Eifer gelobt. »Solche wie dich brauchen wir. Immer bereit, stets auf der Hut.« Und dann hatte er noch gesagt: »Du wirst eine schöne Überraschung erleben. Eine kleine spontane Aktion.«

Udo hatte Willi fragend angesehen, aber der hatte nur geheimnisvoll gelächelt.

Nina blieb an seiner Seite.

Er nahm allen Mut zusammen. »Wieso hast du mich eigentlich gefragt, ob ich den Namen wüsste? Ich meine, den Namen der alten Frau, die Mehmets Sturz gesehen hat?«

Nina warf ihren Kopf in den Nacken, sodass ihre blonden Haare für einen Moment in der fahlen Sonne aufleuchteten und ihr Gesicht schutzlos dem kalten Januarwind ausgesetzt war. Sie hatte die Augen geschlossen und atmete tief ein. Beim Ausatmen war eine kleine Dunstwolke vor ihrem Gesicht.

Wie schön sie ist, dachte Udo.

Nina blieb stehen und sah Udo interessiert an.

»Und, weißt du ihn jetzt?«

Udo wandte sich ab. Er konnte unmöglich seine Kameraden verraten. Willi hatte ihm fast beiläufig erzählt, dass »einmal Kamerad, immer Kamerad« bedeutete. »Denke daran, dass wir einer großen Sache dienen. Das Leben des Einzelnen ist unwichtig. Nur unsere geschlossenen Reihen machen uns stark. Wir sind eine Kette von Rostock bis Köln, von Kiel bis München. Und nur für diese Kette sind wir wichtig. Jedes schwache Glied unserer Kette müssen wir ausmerzen, liquidieren.«

Udo brauchte nicht im Duden nachzulesen, um zu wissen, dass Liquidierung die Beseitigung einer Person bedeutete. Und in diesem Fall ging es nicht um Farbige, Ausländer oder Juden, sondern um Kameraden, die keine Kameraden mehr waren, schlimmer noch, die der guten Sache geschadet hatten, ihr schaden würden, mit einem Wort: Verräter.

Willi hatte in seinem Zimmer den Läufer vor der Couch zur Seite geschoben, sich hingekniet und eine hölzerne Diele gelockert. Darunter war ein Hohlraum, in der eine Kiste und viele Papiere lagen. Eine Rolle war mit einem Gummiband zusammengehalten. Fast achtlos schob Willi das Gummiband nach unten und die Blätter entfalteten sich. Auf jedem Blatt war ein Foto. Und darüber stand: Gesucht wird! Dann folgte ein Name. Und unter dem Bild der Männer leuchtete in blutroter Schrift der Satz: Tod dem Verräter! Ganz kurz sah er ein Blatt Papier mit einem Galgen in der rechten Ecke. Die Namen auf diesem Blatt Papier waren mit roter Tinte durchgestrichen.

»Wir sind da nicht zimperlich«, sagte Willi. »Das können wir uns nicht erlauben. Und wie früher unser Führer scheuen wir nicht vor Gewalt zurück. Ein fauler Apfel in einem Korb steckt alle anderen an. Da kann man manchmal nicht einmal Rücksicht auf die Familie nehmen. Im Krieg sind alle Mittel erlaubt. Und denk dran, wir sind im Krieg! Im Krieg gegen das liberal-kapitalistische System der Bundesrepublik. Dieses System ist nicht mehr in der Lage, die Menschen in unserem Land für ihr eigenes Vaterland zu motivieren.«

Udo hatte auf das Foto eines Mannes gesehen. Lothar Müller, hatte er gelesen. Ein sympathisches Gesicht! Das Gesicht eines Verräters!

Mit einer verächtlichen Geste hatte Willi die Plakate auf den Boden gefegt und Udo bei den Schultern gepackt. »Udo, es muss revolutionäre Veränderungen geben. Und in einer Revolution heiligt der Zweck die Mittel.«

Udo hatte benommen genickt. »Ja, ja, natürlich!«, hatte er gesagt und sich gefragt, warum Willi so eindringlich auf ihn einredete. Eine Warnung? Vielleicht! Vielleicht hatte er bemerkt, dass er den Namen auf dem Protokoll gelesen hatte. Vielleicht wurde er wie Josef Rosenberg beschattet?

Vielleicht befürchtete Willi, er könnte ein fauler Apfel sein?

Vielleicht saß ihm doch nicht nur seine eigene Angst im Nacken?

Vielleicht war es aber auch nur ein Schuss ins Leere.

Wie auch immer, Udo wusste, dass er den Mund zu halten hatte.

»Nein, natürlich nicht«, sagte er darum auch zu Nina. »Ich wollte nur wissen, warum der Name wichtig sein sollte!«

Darauf gab Nina keine Antwort. Sie zog die Kapuze ihres Anoraks über ihre Haare. Und dann sagte sie: »Ich habe dich Mittwochabend in die ›Fischerklause‹ gehen sehen.«

Udo schwieg. Schließlich konnte er hingehen, wohin er wollte. Freitags ging er zum Karate. Mittwochs ging er in die »Fischerklause«. So what? Er war niemandem Rechenschaft schuldig.

»Mittwochs treffen sich dort immer die Rechten.« Sie warf ihm einen schnellen Blick zu. »Die extremen Rechten.«

Warum erzählt sie mir das? Was weiß Nina schon von den extremen Rechten oder der Politik überhaupt?

Willi hatte ihm einiges deutlich gemacht: »Die Parteien sind einfach total verkrustet. Jeder klammert sich an seinen Sitz im Parlament. Jeder Sitz bedeutet schließlich Geld. Ihr eigenes Geld. Und je länger sie ihre Zeit absitzen, umso länger bekommen sie ihre Diäten. Mal ganz abgesehen vom Korruptionssumpf! Glaubst du ernsthaft, dass die CDU-, CSU-, FDP-, SPD- oder Grünen-Politiker die Interessen der deutschen Staatsbürger vertreten? Doch wohl kaum!

Udo hatte an Opa und die Wohnungen gedacht, die die Asylanten bekommen sollten. Im Moment lag das ganze Projekt auf Eis. Im wahrsten Sinne des Wortes. Opa wohnte immer noch in der feuchten Wohnung in seinem Schrebergarten und die Asylanten lebten in trostloser Enge in dem ehemaligen Munitionslager.

Die Wohnungen standen leer, die letzten Arbeiten konnten wegen fehlender Gelder und gewisser bautechnischer Schwierigkeiten nicht ausgeführt werden. Jedenfalls behauptete das der zuständige Projektleiter. Inoffiziell befürchtete man Probleme mit der einheimischen Bevölkerung. Außerdem standen die Regionalwahlen vor der Tür! Da wäre so eine Entscheidung nicht populär. Das hatte Opa gesagt. »Keiner der hohen Herren traut sich, fünf Minuten vor zwölf Farbe zu bekennen. Also schieben sie die Entscheidung vor sich her. Nach der Wahl sieht alles wieder anders aus. Da haben sie plötzlich alle Gedächtnislücken. Dann üben sie sich wieder in Nächstenliebe.«

In Willis Terminologie klang das anders, aber meinten sie nicht beide dasselbe? »Die Verdummung des Einzelnen ist ja bereits Gewohnheit. Millionen von Orientalen, Asiaten und Negern überschwemmen unser Land. Ist da ein Ende in Sicht? Nein! Es wird über einen Einwanderungsstopp diskutiert und diskutiert, aber sehen wir ein Ergebnis? Nein!«

Udo schwieg bei diesen Ausführungen, nickte höchstens beifällig. Denn Opa sagte das ja auch. Nur mit anderen Worten. Aber Opa war auch kein extremer Rechter, wahrscheinlich nicht mal ein konservativer Rechter. Udo hatte ihn einmal gefragt, welche Partei er eigentlich wählen würde. Opa hatte nur gelacht. Kein frohes Lachen. »Keine

Ahnung, mein Junge! Die großen Parteien unterscheiden sich nur durch die Gesichter ihrer Politiker. Und alle versprechen sie uns vor den Wahlen das Blaue vom Himmel. Aber hinterher ist da die totale Amnesie!«

»Amnesie?«

»Gedächtnisschwund«, hatte Opa ihm erklärt. »Aber leider nur, was die Versprechen gegenüber den Wählern angehen. Ansonsten wissen sie genau, wie sie ihre eigenen Taschen füllen können.«

Während Udo schweigend neben Nina herlief, wünschte er sich, er hätte auch eine leichte Amnesie.

Er wünschte, er könnte vergessen, dass er den Namen der Rentnerin gelesen hatte.

Und das Foto der kleinen Hannah wollte er vergessen.

Alle Bilder wollte er vergessen.

Alle Bilder von Hass und Blut.

Auch das Bild des zusammengeschlagenen Josef Rosenberg. Das vor allem.

»Und«, bohrte Nina nach, »ist die ›Fischerklause‹ jetzt deine Lieblingskneipe? Immer mittwochs in feiner Gesellschaft?«

Ich kann hingehen, wohin ich will, dachte Udo wieder. Aber er sagte: »Nein, nein, glaub mir, das ist alles ganz anders.« Er merkte selbst, wie kläglich das klang. Kläglich und erbärmlich! Ein Nichts ohne seine Kameraden!

»Mach bloß keinen Mist«, sagte Nina erstaunlich sanft. »Die kennen keinen Spaß!«

Vor dem Asylantenheim parkten einige Polizeiwagen. Uniformierte patrouillierten vor dem Zaun. Sie hielten Nina und Udo zurück.

»Halt! Ihr könnt hier nicht rein.«

»Was ist denn los?«, fragte Nina.

Der eine Polizist zuckte mit den Schultern.

»Ein Einbruch, irgendwelche Schmierereien.«

Und jetzt sahen sie es auch. Auf die grauen Wände des Asylantenheims waren mit Farbspraydosen Hakenkreuze und der Spruch »Ausländer raus« gemalt worden. Und hinter dem »Ausländer raus« prangte ein Galgen.

11. Kapitel

Udo und Nina standen schon eine ganze Zeit lang im Hauseingang.

Es war, als könnte sich keiner von ihnen entschließen zu gehen.

»Ich glaube ...«, begann Udo und sah Nina an. Sie nickte. »Ja, natürlich. Es ist bestimmt schon spät!«

Sie sah auf ihre Armbanduhr.

»Gleich elf Uhr.«

Sie schwiegen beide.

»Willst du noch mit rauf?«, fragte Nina.

Udo war froh, dass die Straßenlampe vor dem Eingang des Buchenwegs Nummer fünfzehn wie eine Kerze im Winde flackerte. So konnte Nina nicht sehen, dass er rot wurde.

»Und was sagt deine Mutter dazu?«

»Meine Mutter hat Nachtschicht.«

Ninas Mutter war Krankenschwester.

Nachtschicht!

»Okay«, sagte Udo. »Wenn du keinen Stress bekommst.«

Nina schüttelte den Kopf.

»Natürlich nicht. Meine Mutter weiß, dass ich kein Kind

mehr bin. Außerdem kann ich gut auf mich selbst aufpassen.«

Davon war Udo überzeugt.

Der Polizist hatte Udo und Nina nach einem kurzen Gespräch mit seinem Handy dann doch durch die Absperrung gelassen.

»Ist in Ordnung, ihr könnt rein!«

Drinnen sah es schlimmer aus als draußen. Alles Mobiliar war kurz und klein geschlagen. Im Büro und in Herrn Pflügers Zimmer lagen Akten mit herausgerissenen Blättern zerstreut auf dem Boden, der Schirm des Monitors war zertrümmert, genau wie der Fernseher im Aufenthaltsraum. Aber am schlimmsten war der Geruch. Es roch wie in einer Kloake. Udo versuchte, nur noch durch den Mund zu atmen. Nina hielt sich ein Taschentuch vor die Nase.

»Diese feigen Hunde«, sagte Herr Pflüger. Seine sonst so friedlichen blauen Augen waren rot unterlaufen. Polizisten liefen ein und aus, betrachteten die eingeschlagenen Fenster, zwei Männer in Zivil machten sich Notizen, ein dritter fotografierte den Tatort.

»Wann ist das passiert?«, fragte Nina.

Kurt Pflüger zuckte die Schultern. »Sie kamen irgendwann in der Frühe. Gegen fünf Uhr, glaubt unser Wachmann. Den haben sie zusammengeschlagen. Der ganze Spuk hat höchstens zehn Minuten gedauert.«

Eine schnelle Aktion, schoss es Udo durch den Kopf. Fast gleichzeitig begann ein schmerzhaftes Pochen in seinen Schläfen. Ich habe einen Lageplan des Asylantenheims gezeichnet! »Das hast du gut gemacht«, hatte Willi Wöhlert gesagt.

»Ein Maskierter hielt die Männer, die aus den Zimmern kamen, mit einer Pistole in Schach«, fuhr der Leiter des Asylantenheims fort. »Glücklicherweise versuchte keiner von ihnen, den Helden zu spielen«, fügte er noch hinzu.

Sie schwiegen, sahen zu einem spielenden Kind, das im Aufenthaltsraum eine Puppe unter dem aufgeschlitzten Sessel hervorzog. Die Puppe hatte ein Bein verloren. Fast zärtlich nahm das kleine Mädchen sie in die Arme und wiegte sie.

Udo sah, dass Nina mit den Tränen kämpfte.

»Wieso stinkt es hier so?«, fragte er Kurt Pflüger.

Der schrak zusammen. Wie Nina hatte er die Szene im Aufenthaltsraum beobachtet. Er räusperte sich.

»Was sagtest du? Der Gestank, ja!« Er presste die Lippen aufeinander.

»Die Typen hatten zwei oder drei Eimer mit Scheiße dabei.«

Er sah, dass Udo zusammenzuckte. »Ja, Scheiße, Udo. Exkremente klingt einfach nicht passend. Besonders deswegen nicht, weil einer von ihnen noch auf den bewusstlosen Wachmann gepinkelt hat.« Er hielt abrupt inne, schirmte seine Augen mit einer Hand ab.

Eine junge Polizistin kam auf sie zu.

»Wir sind so weit fertig. Wir brauchen noch eine Liste des beschädigten Inventars!«

»Ja, ja, natürlich«, sagte Kurt Pflüger, »beschädigtes Inventar, ja, ich komme schon.«

Den Rest des Tages hatten sie gemeinsam mit den Frauen und Männern, den Jugendlichen und den Kindern die Trümmer der Möbel, den zerschlagenen Monitor und den Fernseher nach draußen getragen. Die zerrissenen Unterlagen füllten sie in graue Plastiktüten, die Akten stapelten sie auf die Fensterbänke. Danach begann das große Putzen. Udo glaubte mehrmals, sich übergeben zu müssen, aber er hielt durch. Genau wie Nina, Juri, Seth und Albin.

»Schöne Scheiße«, sagte Albin.

Udo warf ihm einen Blick zu. Wollte er ihn veralbern? Aber Albin erwiderte seinen Blick ungerührt. »Besser Scheiße aufräumen als Leichen.« Einen Moment sah er fast nachdenklich auf den schmierigen, stinkenden Lappen in seiner Hand. »Es gibt Schlimmeres«, hatte er noch leise hinzugefügt.

Es war dieser Satz, der Udo nicht aus dem Kopf ging. Auch jetzt nicht, als er um elf Uhr nachts mit Nina im Eingang zu ihrer Wohnung im Buchenweg stand. Leichen, Blut, überall Blut, verwesende Tote, stinkende Kloaken!

»Nun komm schon!«, sagte Nina und zog Udo fast über die Schwelle. »Du siehst ja wirklich aus, als kippst du gleich aus den Pantinen.«

Nina wohnte mit ihrer Mutter im zweiten Stock. Im Flur roch es angenehm nach einem Putzmittel mit dem Duft frischer Zitronen. Die Fliesen im Jugendstilmuster glänzten.

»Bröddin« stand auf einem kleinen goldfarbenen Namensschild an der Tür. Nina schloss auf und machte Licht.

»Ich mach uns eine heiße Schokolade«, sagte sie. Und das erste Mal, seit sie am Morgen an den grauen Mauern des Asylantenheims die Hakenkreuze und den Spruch »Ausländer raus« mit dem gemalten Galgen gesehen hatten, verzog sie ihren Mund zu einem leichten Lächeln. »Das Allheilmittel meiner Mutter. Hilft garantiert gegen Kopfschmerzen, Magenkrämpfe und Hühneraugen.«

Udo grinste leicht und folgte Nina in die Wohnküche.

Nina nahm einen Stieltopf aus dem Schrank unter der Spüle, holte aus dem Kühlschrank eine angebrochene Tüte mit Milch, goss die Milch in den Topf und setzte den Topf auf die Kochplatte. In einer weißen Tasse rührte sie Kakaopulver mit etwas kalter Milch und zwei Teelöffeln Zucker zu einem braunen Brei und rührte ihn langsam in die leicht aufwallende Milch.

Udo betrachtete Nina. Jeder Handgriff war ruhig und bestimmt, als hätte sie in ihrem Leben schon unzählige Male das Allheilmittel ›heiße Schokolade‹ zubereitet. Dabei hatte er für einen Augenblick höchstens den idiotischen Wunsch, dass Nina immer so dastehen würde, konzentriert auf den jetzt brodelnden Kakao schauend, während er am blank geputzten Küchentisch saß und ein wohliges Kribbeln in sich aufsteigen fühlte.

Kurz darauf saß Nina ihm gegenüber und vor sich hatten sie beide einen Becher mit heißer Schokoladenmilch.

»Eigentlich gehört noch Schlagsahne obendrauf«, sagte Nina.

Udo sagte nichts, wärmte seine noch immer kalten Hände an dem Becher, nahm dann einen Schluck.

»Und?«, sagte Nina.

»Gut«, sagte Udo, und weil sie ihn weiter ansah, wiederholte er noch einmal, »gut, wirklich, auch ohne Sahne!«

»Begreifst du das alles?«, fragte Nina ihn, nachdem sie mit ihrer Zungenspitze einen kleinen Schokoladenschnurrbart weggeleckt hatte.

Udo war nicht sicher, was sie meinte. Den Anschlag auf das Asylantenheim, die Schmierereien, die zertrümmerten Möbel, die Eimer mit stinkenden Exkrementen? Wahrscheinlich meinte sie alles zusammen.

»Was?«, fragte er trotzdem, »ob ich was begreife?«

»Immer wieder Krieg«, sagte sie. »Krieg gegen alles und jeden.«

Er schwieg. Krieg hatte es immer gegeben, könnte er sagen. Aber er wusste auch, dass sich seit den Anschlägen in Amerika alles geändert hatte. Früher gab es Krieg gegen einen Gegner. Der Gegner war sichtbar und hatte einen Namen. Hitler hatte gegen die Juden und die Imperialisten Krieg geführt. Die Freiheitskämpfer in Afghanistan und die Terroristen kämpften auch gegen die Imperialisten, hatte Willi ihm erklärt. Natürlich waren unschuldige Tote immer bedauerlich, aber im Krieg traf es eben immer auch Unschuldige. Udo erinnerte sich an ein Interview im Fernsehen. Seine Eltern hatten tief Luft geholt, als der frühere RAF-Terrorist Horst Mahler jetzt als Anwalt der NDF seine Meinung zu den Anschlägen in Amerika geäußert hatte. »Für mich sind das opferbereite Krieger«, sagte Horst Mahler, »sie haben meine Hochachtung. Das sind keine Wahnsinnigen, sondern sie verkörpern eine Armee, die den imperialistischen Feind besiegen will. Das, was in Amerika geschehen ist, ist eine Kampfansage an den Globalismus, der den Völkern die Lebensgrundlage raubt. Die Macht des Geldes wird gebrochen werden. Dann ist auch das Judaismusproblem gelöst. Denn die Macht des Geldes ist die jüdische Macht!«

Nach diesem Satz war Mutter empört aufgesprungen und hatte den Fernseher ausgeschaltet.

»Wie ist es möglich, dass so ein Kerl so etwas ungestraft im Fernsehen sagen darf? Hat mein Vater dafür gegen die Nazis gekämpft?«

»Beruhige dich doch, Gerda«, hatte Vater gesagt, »den nimmt doch keiner ernst.«

»Das haben sie damals von Hitler auch behauptet. Wer nimmt schon einen kleinen Gefreiten ernst? Und als man ihn ernst nahm, war es zu spät!«

»Woran denkst du denn?«, fragte Nina. »Du machst ein Gesicht, als wärst du ganz weit weg.«

»Sorry«, murmelte Udo und nahm noch einen Schluck Kakao. Das Allheilmittel gegen Kopfschmerzen, Magenkrämpfe und Hühneraugen. Half es auch gegen plötzlich auftretende Zweifel? Half es gegen ein Schuldgefühl, das ihm den ganzen Tag schon zentnerschwer auf den Schultern lastete? Und das ihn beinahe zu Boden drückte, als Albin das mit den Leichen gesagt hatte? »Besser Scheiße aufräumen als Leichen.«

Udo ahnte, dass dieser Angriff auf das Asylantenheim nur ein Warnschuss war. »Eine kleine Überraschung«, hatte Willi lächelnd gesagt. »Eine gelungene, schnelle Aktion!«

»Warum gibt es immer wieder Krieg?«, wiederholte Nina ihre Frage. Sie stellte sie mehr sich selbst. Aber Udo antwortete trotzdem. Er wiederholte beinahe automatisch, was Opa letztens gesagt hatte. Er hatte es sich gut eingeprägt. Es schien ihm wichtig, etwas Kluges über den Krieg sagen zu können. »Erst einmal verdienen am Krieg immer wieder dieselben, nämlich die, die Waffen, Granaten und Bomben an die kämpfenden Parteien verkaufen. Und immer wieder lassen sich Menschen durch irgendwelche Führer blenden. Es gibt keinen ›heiligen Krieg‹. Und doch haben auch im Zweiten Weltkrieg Geistliche die Waffen gesegnet. Und früher wurden im Namen der Kirche die Indianer ausgerottet oder es wurde in Hiroshima eine Bombe geworfen. Das alles immer im Namen der Gerechtigkeit.«

Er schwieg.

Nina sah ihn groß an, stellte ihren leeren Becher auf den Küchentisch.

»Dann glaubst du also auch, dass Gewalt nie zu entschuldigen ist?«

»Wer Wind sät, wird Sturm ernten«, hatte Opa auch noch gesagt.

»Nein«, sagte Udo, »nein, ich glaube, dass Gewalt immer noch mehr Gewalt erzeugt.«

Und dann wurde ihm schlecht.

Er schaffte es gerade noch bis zur Toilette. Und er

spuckte die Schokoladenmilch aus und mit ihr diesen ganzen schrecklichen Tag. Die Sätze und Bilder aber blieben. Und mit ihnen ein gallebitterer Geschmack im Mund.

Nina saß noch immer am Küchentisch, als Udo wieder aus dem Badezimmer zurückkam.

Wenn sie jetzt bloß nicht einen auf Mitleid macht, dachte Udo. War doch zu bescheuert, dass er anfing zu kotzen, nachdem sie den ganzen Tag gemeinsam gearbeitet hatten, sozusagen Schulter an Schulter. Aber da war ein großer Unterschied. Nina glaubte wahrscheinlich, dass ihm der Tag auf den Magen geschlagen war, sodass nicht einmal mehr ihr Allheilmittel helfen konnte. Aber er, Udo Lehnhof, wusste, warum es ihm den Magen umgedreht hatte.

Gewalt erzeugt immer mehr Gewalt. Wie wahr! Das hatte er so richtig hübsch gesagt: Gewalt erzeugt immer mehr Gewalt! Und welchen Anteil hatte er an dieser Gewalt?

»Ich glaube, ich geh dann mal«, murmelte Udo.

Nina sah auf.

»Ich hoffe, du bist nicht so ein Macho, der denkt, er müsse immer den Helden spielen?«

Ich steh nicht auf Machos, hatte Nina damals zu Josef Rosenberg gesagt. Das schien ewig lange her zu sein.

»Nein, natürlich nicht«, sagte Udo, »aber ich fühl mich einfach beschissen!«

»Ist ja auch kein Wunder«, sagte Nina langsam.

Wusste sie was?

Was wusste sie?

Er setzte sich.

»Du solltest es Elsa nicht übel nehmen!«

»Elsa?«

»Na ja, Elsa hat dich auch in die ›Fischerklause‹ gehen sehen. Und das hat sie Herrn Pflüger erzählt. Sie glaubt, du bist von der rechten Szene ins Asylantenheim eingeschleust worden. Deshalb hat sie dich auch heute immer wieder so giftig angeschaut.«

Hatte sie das? Udo hatte nichts bemerkt. Nur in der Schulkantine war ihm Elsas verändertes Verhalten aufgefallen. Also sie hatte Verdacht geschöpft. Ruhig bleiben. Dem Gegner ins Auge blicken.

»Und was hat Herr Pflüger gesagt?«

Nina zuckte die Schultern.

»Keine Ahnung! Wahrscheinlich hat er sie beruhigt. Sie sieht als Farbige überall Gefahr. Ist ja auch begreiflich, nach dem, was sie in der Mission erlebt hat.«

Nina legte ihre schmale Hand auf Udos Arm.

»Ich war doch auch erst sauer auf dich. Du weißt schon, die Sache mit dem Plakat. Aber jetzt weiß ich es besser. Jeder kann sich mal irren, nicht wahr?«

12. Kapitel

Manchmal ist es ein einziger Satz, der einen klar sehen lässt. »Jeder kann sich mal irren, nicht wahr?«

Udo dachte den ganzen Nachhauseweg an diesen Satz. Aber nein, es war nicht dieser eine Satz. Der hatte nur die letzten Zweifel beseitigt: Er hatte sich geirrt. Er wagte es kaum zu denken, aber es stimmte: Er hatte sich geirrt! Nur sein »Irren« war nicht mit einem Lächeln wieder gutzumachen. Er glaubte, Ninas warme Hand auf seinem Arm zu spüren, ihr entschuldigendes Lächeln, als sie gesagt hatte: »Jeder kann sich mal irren!« Nein, Nina Bröddin, mein Irren fällt nicht unter die Kategorie: Jeder kann sich mal irren! Er hatte gemeinsame Sache mit »Kameraden« gemacht, die nicht vor einem Mord zurückschreckten.

Außerdem waren schon vorher Zweifel da. Er war nur zu feige gewesen, diese Zweifel zuzulassen. Dabei war doch alles so klar, so erschreckend deutlich, dass ihn schauderte.

Da war die Unterschrift der alten Rentnerin. Und diese Rentnerin war Gertrude Roßkamp. Eine Frau, die »der Sache« immer treu ergeben war. In diesem Fall war es aber eben keine Sache, sondern der Tod eines türkischen Jungen, der keiner Fliege etwas zu Leide getan hatte. Das konnte man nicht mehr mit einem bedauernden »Sorry, ich habe mich geirrt« abtun. Und er, Udo Lehnhof, hatte den Namen und die Adresse des Opfers ausfindig gemacht und weitergegeben. Das war nie wieder gutzumachen!

Und dann Hannah! Wie hatte er glauben können, dass seine »Freunde« nichts damit zu tun hatten? Nur weil Willi ihm gesagt hatte, sie seien doch keine Kinderschänder? Er selbst hatte ihm doch von der Bespitzelung Josef Rosenbergs erzählt.

Damit er dann einen Wehrlosen so richtig schön zusammenschlagen konnte. Das war schon eine Heldentat gewesen: jemanden bewusstlos zu schlagen, der von vier kräftigen Händen festgehalten wurde. Gratuliere dir, Udo, du hast wirklich Mut und Entschlossenheit gezeigt!

Und angefangen hatte das alles mit diesem Plakat, als er zu Unrecht ein Nazischwein genannt und angegriffen worden war.

In der Zwischenzeit bin ich eins, dachte Udo, und zwar ein viel größeres, als sich irgendjemand vorstellen kann. Aber er hatte immer wieder gezweifelt. Das Empfehlungsschreiben für Kurt Pflüger hatte in seiner Tasche gebrannt. Tief im Innern wollte er kein Spitzel sein! Deswegen hatte es ihm so gut getan, sein Gesicht Trost suchend in das Fell Brutos zu vergraben. Er war ein Nazischwein und ein Spitzel obendrein!

»Unser Udo doch nicht«, würden seine Eltern sagen. »Udo hilft doch sogar im Flüchtlingslager!«

Ja, das Flüchtlingslager! Das war ein ganz schöner Bumerang geworden. Da hatte selbst der sonst strategisch so geniale Willi Wöhlert einen falschen Zug getan. Ein Weichei wie er, Udo Lehnhof, war nicht der richtige Mann, um als Spitzel zu arbeiten. Eben doch ein Schlappschwanz! Auch wenn er Kurt Pflüger und Nina getäuscht hatte.

Elsa hatte ihn durchschaut. Da half sein harmloses Äußeres nicht. Aber Elsa hatte der Gewalt schon einmal ins Auge gesehen. Sie roch die Gefahr, sah den Wolf im Schafspelz. Genau wie Albin. Wahrscheinlich hatte er das mit den Leichen mit Absicht gesagt.

Schöne Scheiße, und was jetzt?

Er dachte an die Steckbriefe, die Willi vor ihm entfaltet hatte.

»Tod den Verrätern!« hatte auf den Plakaten gestanden.

»Wir sind da nicht zimperlich«, hörte er Willi wieder sagen. Einmal Kamerad bedeutete immer Kamerad. Jedes schwache Glied musste ausgemerzt werden.

Er war ein schwaches Glied.

Ein schwaches Glied in der Kette von Kameraden, die von Rostock bis Köln, von Kiel bis München reichte.

Ein fauler Apfel im Korb steckt alle anderen an.

Er war ein fauler Apfel.

Im Krieg sind alle Mittel erlaubt, hatte Willi immer wieder gepredigt. Und sie waren im Krieg gegen das liberal-kapitalistische System der Bundesrepublik.

Udo hatte tief im Innern nie geglaubt, dass die Terroristen unschuldige Freiheitskämpfer waren. Natürlich waren ihre Anschläge schrecklich gut organisiert gewesen. Sie hatten mit ihren Anschlägen die ganze Welt erschüttert. Diese Welt, die sensationslüstern ihre Kameraaugen auf jedes Unglück, auf jeden Mord, auf Blut und Entsetzen richtete.

»Glaub bloß den Medien nicht«, hatte Willi einmal unwirsch auf eine Frage Udos geantwortet, »du solltest doch mittlerweile wissen, wer dahinter steckt: der globale Kapitalismus, die Juden, die Verräter, die ihre Spitzel überall haben.« Und er hatte schon damals den Eishauch einer Drohung gefühlt, als Willi emotionslos hinzugefügt hatte: »Du weißt ja, dass wir da nicht einmal Rücksicht auf die Familie nehmen können. Ich meine, im Kampf gegen Verräter, gegen Spitzel, die die große Sache verraten.«

Warum hatte er nicht gleich begriffen, dass Willi ihm nur scheinbar vertraute? Er drohte ihm doch immer wieder? »Wir kennen keine Gnade im Kampf gegen Verräter, gegen Spitzel!« In plötzlich aufkommender Panik sah Udo sich blitzschnell um. Da, verschwand dort nicht jemand in einem Hauseingang? Udo glaubte, den kräftigen Griff seiner Kameraden um seinen Hals zu spüren.

Er schnappte nach Luft.

Bloß nicht schlappmachen, dachte er.

Schön ruhig weitergehen, tief durchatmen. Okay, man hatte ihn beobachtet. Vielleicht den ganzen langen Samstag. Dann wusste Willi morgen, dass er im Flüchtlingslager beim Aufräumen geholfen hatte. »Taktik«, konnte er sagen. »War nicht gerade angenehm gewesen. Ja, und bei der Nina habe ich noch was getrunken. Eine harmlose Person.

Die hat eben so einen Helferkomplex. Nein, mit Ausländern hat sie weiter nichts am Hut.«

Würde Willi ihm glauben? Auf jeden Fall durfte er nie erfahren, dass er nicht mehr an die große, gemeinsame Sache glaubte.

Hatte er überhaupt daran geglaubt? Doch, ja, er fühlte noch diese Kameradschaft, diese Welle der Geborgenheit: Hier bin ich wer, hier gehöre ich dazu.

Aber Udo wollte nicht zu Mördern gehören, nicht zu Kameraden, die einem kleinen Mädchen erst Todesangst einjagten und ihr dann die Haare abschnitten.

Nur erfahren, erfahren durften das seine Kameraden nicht. Nie!

Er musste einfach so tun, als glaube er noch immer alles, was Willi und all die anderen sagten. Sich bloß nichts anmerken lassen!

Die Schritte hinter ihm waren wieder da.

»Wir haben da einen Auftrag für dich«, sagte Willi ein paar Tage später. Udo fühlte, wie sich alles in ihm verkrampfte. Einen Auftrag, oh mein Gott, wie sollte er sich jetzt verhalten? Wahrscheinlich ging es um eine Aktion, gut geplant, rucki zucki, und wieder ein paar Ausländer weniger. Vielleicht sogar gegen das Asylantenheim? Sollten jetzt Brandsätze geworfen werden? Wie kam er da bloß raus? Willi würde keine Ausrede dulden. Er würde sich total verdächtig machen. Schließlich war er doch gerade dort eingesetzt worden, um die Lage vor Ort zu erkunden. Und Willi wusste bestimmt auch, dass er dort stundenlang beim

Aufräumen geholfen hatte. Obwohl er nichts darüber gesagt hatte. Bis jetzt nicht.

Willi schien Gedanken lesen zu können.

Glücklicherweise nicht alle.

»Nee, nicht, was du denkst. Das Asylantenheim kommt später dran. An der Gefahr haben sie ja schon mal schnuppern können.« Er lachte hämisch. »Im Moment haben wir anderes vor. Befehl von ganz oben. Die neue weltpolitische Situation macht es erforderlich, an den Nachwuchs zu denken. Wir müssen uns viel mehr darauf einstellen, dass die Kinder unsere Zukunft sind.«

Udo atmete tief durch, konnte nur mit Mühe einen erleichterten Seufzer unterdrücken.

»Wir haben für dieses Wochenende eine Schülerdemonstration in Greifswald vorbereitet. Und anschließend ein Kinderfest. Alles gratis. Von der Cola und Bratwurst bis zum Kuchen. Das lockt die Kinder an wie der Honig die Bienen. Und die lieben Eltern auch. Wir brauchen noch ein paar Helfer, die beim Sackhüpfen und Büchsenwerfen nach dem Rechten sehen.«

Sackhüpfen, Büchsenwerfen?

Willi Wöhlert sah die unausgesprochene Frage in Udos Augen.

»Klar doch, Udo, Sackhüpfen und Büchsenwerfen. Außerdem haben wir noch ein Glücksrad und wir basteln Flugzeuge und kleine Pappkameraden. Das zieht, mein Lieber.«

Wieder dieses Lachen.

Warum habe ich früher eigentlich nicht gehört, wie gemein dieses Lachen klingt, fragte sich Udo, während er sich sagen hörte: »Klar doch, kapiere schon. Mit Speck fängt man Mäuse!«

Willi schlug ihm freundschaftlich auf die Schultern.

»Das gefällt mir an dir. Manche der Glatzen sind so langsam von Begriff. Du hast nicht nur die richtige Einstellung, sondern auch noch den nötigen Grips dazu!« Er sah Udo eindringlich an. »Du kannst es weit bringen, mein Lieber. Als mein Protegé stehen dir viele Türen schneller offen. Denk immer daran!«

»Natürlich«, sagte Udo unbehaglich.

Vertraut er mir? Oder versucht er nur, mich in Sicherheit zu wiegen?

Wenn er je erfährt, wie ich wirklich denke, bringt er mich um.

Schnell lenkte er mit der Frage »Wer kommt denn von hier noch mit?« von sich, der zukünftigen Karriere als Willis besonderer Schützling und als extremer Rechter ab. Schon bei der Vorstellung wurde ihm beinahe übel. Wie sollte er sich je aus dieser stählernen Umklammerung lösen?

Nicht daran denken. Das einzig Mögliche im Moment.

Ein Kinderfest in Greifswald und vorher eine Schülerdemonstration, das war in Ordnung. Da war keine Gewalt angesagt. Da ging es um den Nachwuchs.

»Ein neuer Frontabschnitt der Rechten«, sagte Willi. »Wolfgang nimmt dich in seinem Wagen mit. Von oben wollten sie zwei kluge Köpfe aus den alten Bundesländern dabeihaben. Zwei, die total harmlos aussehen, aber gute Dialektiker sind. Und jung sollten sie sein. Jung und dynamisch!«

Noch vor wenigen Tagen hätte Udo sich bei dieser Beschreibung stolz gereckt. Jung und dynamisch, ein kluger Kopf, total harmlos aussehend. Jetzt schnürte ihm jedes Lobeswort die Kehle zu. Wie eine Schlinge, die sich immer enger um seinen Hals zog.

»Ich muss noch mit meinen Eltern reden!«, brachte er etwas krächzend heraus.

Willi runzelte die Augenbrauen.

»Erwartest du da Schwierigkeiten?«

Udo räusperte sich. »Nein, nein, natürlich nicht! Ich sage einfach, dass ich mit dem Karate-Klub ein Wochenende nach Greifswald fahre. Als Betreuer für die Kids. Das finden sie bestimmt total sozial.« Sein Lachen klang in seinen Ohren falsch, aber Willi nickte nur.

»Also dann, abgemacht. Wolfgang holt dich am Freitagmittag von zu Hause ab.«

Udo hatte die Reaktion seiner Eltern richtig eingeschätzt.

»Ich bin wirklich stolz auf dich«, sagte Mutter. »Seitdem du in dem Karate-Klub bist, entwickelst du deine besten Seiten.«

»Das kann man wohl sagen«, bestätigte Vater und steckte ihm einen Zwanziger zu. »Damit du dir dort auch noch etwas extra gönnen kannst.«

Das wäre nicht nötig gewesen, denn auch für Udo war

alles gratis. Sie schliefen in einem renovierten Jugendheim. Da war alles vom Feinsten: ein großes Frühstücksbüfett, frisches Obst und schon am frühen Morgen Rührei mit Speck und Bratkartoffeln.

»Hau ordentlich rein«, sagte Wolfgang zu ihm, »der Tag wird lang!«

»Und ätzend«, sagte eine Glatze neben Udo. »Den ganzen Tag den Kinderfreund spielen und immer nur lächeln.« Er verzog sein Gesicht zu einer Grimasse.

Das hatte einer der älteren Begleiter gehört.

»Ich will keine Zwischenfälle, ist das klar?« Die Stimme klang wie auf einem Kasernenhof und augenblicklich verstummten alle an dem langen, gedeckten Tisch.

»Der Kampf um die Kinder unserer Greifswalder Kameraden ist der Kampf um das deutsche Volk. Und die Kinder sind Deutschlands Hoffnung und Zukunft, vergesst das nicht!«

Alle nickten.

Natürlich, das war die einzig richtige Strategie!

Die Greifswalder Kameraden hatten am Rande der alten Hansestadt, hinter einer trostlosen Plattenbausiedlung, ein riesiges Festzelt aufgebaut. Die Flagge der NDF leuchtete blutrot in der Wintersonne. Zwei Skinheads verteilten schon am Eingang weiße Luftballons mit schwarzer NDF-Aufschrift an die Kinder.

Im Zelt standen lange Holztische mit Bänken. Adrett gekleidete Mädchen in weißen Blusen mit schwarzen ärmellosen Pullovern schenkten den Kindern Cola ein, servierten

Bratwürste oder selbst gebackenen Kuchen. Der Kuchentisch hatte eine blütenweiße Papiertischdecke. Auf dem vorderen Volant stand in großen schwarzen Buchstaben: »USA – Internationale Völkermordzentrale«.

»Erschreckt das die Kinder nicht?«, fragte Udo leise Wolfgang.

Der schüttelte den Kopf.

»Nee, natürlich nicht. Kinder wollen keinen Krieg, keine Gewalt. Lies doch die Plakate, die die Kinder auf unseren Wunsch hin letzte Woche gemalt haben!«

Udo las die Spruchbänder.

»Brot statt Bomben!«

»Frieden für die Freiheitskämpfer!«

»Kinder wollen leben!«

»Keine Macht den Drogen!«

»Amerika, Land des Terrors und der Angst!«

Ja, dachte Udo, sie haben ja Recht. Manche der heutigen Freiheitskämpfer waren in Amerika ausgebildet worden. Und Amerika in der Rolle des unbescholtenen Biedermannes gefiel ihm auch nicht. Opa hatte noch vor einigen Tagen gesagt: »Das ist alles nicht so schwarz oder weiß! Die Amerikaner haben selbst genug Dreck am Stecken.«

Aber darum ging es jetzt nicht. Keines der Kinder hier begriff, dass die NDF alles andere als eine Friedenspartei war. Hier sollten mit Speck Mäuse gefangen werden!

Er hörte einem Skinhead zu, der mit einem Mikrofon herumging und die Kinder nach ihrer Meinung über das Kinderfest, die Demo und die NDF befragte.

»Das Fest ist cool«, sagte ein pummeliger Zehnjähriger und schluckte schnell ein großes Stück Bratwurst runter. »Alles umsonst. So viel man nur essen kann.« Seine Freunde lachten und schlugen ihm auf die Schulter.

»Die Demo ist absolut wichtig. Ist schließlich eine Schülerinitiative für freie Meinungsäußerung.« Der etwa zwölfjährige Junge rückte seine Brille zurecht. »Irgend so ein verkalkter Lehrer wollte einen Beitrag in unserer Schülerzeitschrift verbieten. Außerdem ist die Demo gegen Drogen und Gewalt. Hier wird uns endlich mal zugehört. Wir sind schließlich keine kleinen Kinder mehr!«

Zwei Mädchen neben ihm kicherten.

»Findet ihr das nicht richtig?«, fragte die Glatze betont freundlich.

»Doch, klar doch!«, sagte das eine Mädchen mit langen, blonden Engelslocken und großen, blauen Augen. Ihre Freundin stieß sie an. »Sag das doch über die Partei!«

»Welche Partei?«

»Na ja, die NDF halt!«

»Ach ja«, sagte die Kleine und reckte ihre Stupsnase in die Höhe. »Ich finde die NDF eine echt kinderfreundliche Partei. Die tut wenigstens was für uns!«

Der Skinhead mit dem Mikrofon war besänftigt. Zufrieden strich er dem Mädchen über die Haare. »Du bist richtig! Solche wie dich brauchen wir!«

Freudige Röte schoss dem Kind ins Gesicht. Sie sah sich um, genoss die anerkennenden Blicke der Älteren.

»Meine Tochter«, sagte eine rundliche Frau stolz.

Die Spiele waren wie bei jedem anderen Kinderfest.

Beinahe jedenfalls.

In grauen Plastiksäcken hüpften die Kinder auf dem festgetretenen Sandboden. Die Gewinner bekamen glänzende Abzeichen, Nachbildungen des Eisernen Kreuzes, das man als Kette tragen konnte, oder Gesellschaftsspiele mit NDF-Aufdruck.

Beim Büchsenwerfen warfen die Kinder auf Blechdosen mit aufgeklebten Gesichtern von bekannten Politikern. Und sie freuten sich, wenn die scheppernd zu Boden fielen.

Das Glücksrad zeigte den Gewinn nur bei den schwarzen Buchstaben der NDF an und die vorgestanzten Pappkameraden zum Zusammenkleben trugen eine gefleckte Uniform mit NDF-Aufschrift auf den Helmen.

Udo half, wo er konnte. Hier tröstete er ein weinendes Kind, das gefallen war, schlichtete den Streit zwischen zwei kleinen Raufbolden, wer als Erster einem Politiker eins auf die Nase werfen durfte, und half dort einem Jungen mit zwei linken Händen beim Basteln.

»Du bist aber lieb«, sagte das Mädchen, dem er ein Pflaster auf das blutende Knie klebte. »Tut schon gar nicht mehr weh!«

»Siehst du, so schnell geht der Schmerz vorbei.« Udo wies auf einen Luftballon, der an die Decke des Festzeltes flog. »Wahrscheinlich sitzt er jetzt dort oben. Ist einfach weggeflogen.«

Das Mädchen lachte.

Eine Kamera klickte.

Wolfgang kam zu ihm.

»Alle Achtung, Kamerad! Du bist Gold wert. Die Kinder mögen dich. Unbezahlbar, dein positives Image!«

Udo biss die Zähne zusammen, lächelte mühsam.

»Danke«, sagte er dann. »Ist ja auch wichtig. Ich meine, gegen Drogen und Gewalt sind wir doch alle.«

Und er wünschte, sein Schmerz würde auch mit einem Luftballon an die Decke des Festzeltes fliegen und dann noch weiter, so weit, bis er ihn nicht mehr sehen, nein, bis er ihn nicht mehr fühlen konnte.

13. Kapitel

Die ganze Aufregung hatte Udo der vorübergehend ruhigen Weltlage zu verdanken. Ein Wochenende ohne Selbstmordattentate, ohne Vergeltungsanschläge.

Diese Tatsachen hatten in den letzten Monaten immer wieder die Titelseiten der Tageszeitungen beherrscht.

Aber da dieses Wochenende nichts Spektakuläres geschehen war, prangte Udos Konterfei auf der Titelseite der »Städtischen Rundschau«, auf dem »Freien Wochenspiegel« und sogar auf der »Hamburger Morgenpost«.

Neben Udos Kopf war das kleine Mädchen zu sehen, dem Udo ein Pflaster auf das Knie geklebt hatte. So gesehen ein rührendes Foto. Etwas weniger rührend waren die zwei Skinheads im Hintergrund, die in Hab-Acht-Stellung neben der NDF-Flagge standen. Und ganz und gar unschön waren die dazugehörigen Überschriften.

»Die Rechten rüsten auf!«

»Der Kampf um die Kinder!«

»Neo-Nazis und der neue Frontabschnitt!«

Als Udo Montag früh in die Küche kam, saßen zu seinem Erstaunen Vater und Mutter noch am Frühstückstisch. Im Allgemeinen war Vater schon auf dem Weg in sein Büro bei der Computerfirma »United World« und Mutter räumte den Geschirrspüler ein, bevor sie mit dem Fahrrad zur Bank fuhr, um dort für einige Stunden pro Tag am Schalter zu arbeiten. Sie sahen ihn so ernst an, als sei gerade jemand gestorben.

»Ist was mit Opa?«, fragte Udo darum auch besorgt.

Mutter schüttelte den Kopf.

»Nein, es ist nichts mit Opa. Opa geht es gut.«

Vater sagte gar nichts, sondern schob Udo nur schweigend die »Städtische Rundschau« hin.

»Die Rechten rüsten auf«, las Udo. Und daneben unverkennbar sein Gesicht mit dem des kleinen Mädchens, das gefallen war. Und genauso unverkennbar die beiden Glatzen neben der NDF-Fahne.

Ach du liebe Scheiße, dachte Udo. Er setzte sich. Weil ihm im Moment keine Antwort auf die unausgesprochenen Vorwürfe seiner Eltern einfiel, las er den Artikel.

»Am Sonnabend demonstrierte in Greifswald die extreme rechte Szene. Eine Schülerinitiative für freie Meinungsäußerung und Bildung missbrauchte die NDF für ihre Zwecke. NDF-Mitglied Franz Birrlach, Herausgeber des Nazi-Blattes ›Greifswalder Sprachrohr‹, hatte erfolgreich rechte Politprominenz in die alte Hansestadt eingeladen. Er zeigte ihnen, wie man als kinderfreundliche Partei die Jüngsten rekrutiert. In unserem Interview sagte Birrlach: ›Diese Kinder lieben uns heute. Wenn sie älter werden und sich zwangsläufig gegen bigotte Eltern und Erzieher absetzen, erinnern sie sich an uns und unsere großen Ziele. Das werden dann gestandene junge Menschen, die der NDF sehr willkommen sind.‹

In der letzten Ausgabe des ›Greifswalder Sprachrohrs‹ hatte er mit seinem Beitrag: ›Gaskammern in Ravensbrück?‹ unter anderem geschrieben: ›Jedoch wird selbst die vorausgesetzte Tatsache, dass Menschen in Ravensbrück überhaupt vergast worden wären, von einigen Historikern bezweifelt.‹

Zu diesem Artikel befragt, sagte Birrlach: ›Wir sind für eine klare Geschichtsdarstellung!‹

Der Journalist der ›Städtischen Rundschau‹ schloss mit der Frage: ›Wann werden unsere Politiker wach? Der Rechtsextremismus vergiftet unsere Kinder!‹«

»Nun?«, fragte Vater, nachdem er Udo in Ruhe den Artikel hatte lesen lassen.

Udo schwieg. Allerlei Ausreden und Lügen schossen ihm durch den Kopf. Der Karate-Klub wäre mehr oder weniger zufällig auf dem Kinderfest gelandet. Oder er hätte ganz einfach mal sehen wollen, was bei so einer Versammlung Sache war. Möglich wäre auch zu behaupten, dass das Kinderfest nichts mit der NDF und den Glatzen zu tun hatte. Nein, der Herausgeber des »Greifswalder Sprachrohrs« sprach ja ausdrücklich von der Rekrutierung der Jüngsten. Und Udo kannte seinen Vater. Der würde sofort zum Telefon greifen und die Sache mit dem Karate-Klub klären. Dann saß er noch mehr in der Tinte. Von klein auf hatte er immer wieder gehört: »Was du auch machst, bleib bei der Wahrheit. Nichts ist schlimmer, als uns anzulügen. Und eine Lüge zieht andere nach sich. Du musst keine Angst vor uns haben. Wir sind immer für dich da. Aber wir können dir nur helfen, wenn du uns die Wahrheit sagst.«

Er hatte nie getestet, ob sie das wirklich taten, aber dafür war es ja nun zu spät. Schließlich hatte er schon gelogen. Nicht nur einmal. Er hatte gesagt, er würde mit dem Karate-Klub wegfahren. Und seit Monaten war er Mitglied der rechtsextremen Szene.

Er hatte mit Hilfe der Skinheads einen jüdischen Jungen krankenhausreif geschlagen. Er hatte sein Wissen über die Glaubwürdigkeit der Zeugin bei dem Unfall des türkischen Jungen für sich behalten. Er hatte für Willy Wöhlert einen Lageplan des Asylantenheims aufgezeichnet. Und er hatte geschworen, nichts über bevorstehende Aktionen zu sagen.

Wenn er mit seinen Eltern reden würde, brachte er sie womöglich in Gefahr. Er hatte Willis Worte im Ohr: »Da kann man oft nicht einmal die Familie schützen. Wir sind da nicht so zimperlich!«

Am besten war, er hielt den Mund.

Außerdem war er ja kein Kind mehr.

Er hatte sich in diese Sache hineingeritten und er würde es auch ausbaden. Irgendwie!

Und solange die NDF und mit ihr die extreme Rechte nicht verboten war, hatten sie sowieso schlechte Karten. Seine Eltern konnten ihm nicht verbieten, sich politisch zu engagieren.

Und über seine Zweifel, nein, über seinen »Irrtum«, seine Angst und seine Scham würde er mit ihnen ganz bestimmt nicht reden.

Sie hatten doch keine Ahnung, was die NDF mit Verrätern machte.

Er schluckte, schob seinen Stuhl so energisch nach hinten, dass er beinahe umfiel.

»Na und«, sagte Udo, »okay, ich war in Greifswald. Ich habe mit Kindern Sackhüpfen und Büchsenwerfen gespielt. Ist das vielleicht ein Verbrechen? Besser ein Kinderfest als Bomben in Palästina oder im Irak zu werfen oder einen Schulbus in Tel Aviv in die Luft zu jagen.«

Er vermied Mutters erschrockenen Blick.

»Ich lasse mir von euch nichts verbieten!« Udos Stimme war noch etwas lauter geworden. Als könne er mit Lautstärke die Richtigkeit seiner Worte glaubhafter machen.

Angriff ist die beste Verteidigung.

Greif an, bevor der Gegner einen Angriff ausführen kann.

Immer dem Gegner zuvorkommen.

Er packte seinen Schulrucksack und ging. Die Tür flog laut hinter ihm ins Schloss.

Udo blieb einen Augenblick unschlüssig stehen.

Wenn sie ihn jetzt zurückholen würden, wenn Mutter anfing zu heulen, konnte er für nichts mehr garantieren.

Er zitterte.

Aber hinter ihm herrschte Stille.

Bruto kam wie aus dem Nichts und schmiegte sich gegen sein Hosenbein. »Na, du alter Racker«, sagte Udo und bückte sich.

»Hast wohl ein paar Streicheleinheiten nötig!« Er kraulte den gefleckten Kater am Kinn. Aus seiner Jackentasche holte er eine Hand voll Katzenkringel. Gierig verschlang Bruto den Leckerbissen und leckte über Udos Hand.

Sein »Miau« klang ungewohnt zärtlich.

»Blödes Vieh«, sagte Udo und richtete sich auf. Seine Augen tränten.

Den alten Opel Corsa auf der gegenüberliegenden Straßenseite bemerkte er nicht.

Am Kiosk sah Udo die anderen Zeitungen. Sie zeigten alle dasselbe Bild. Udo, das unschuldige Kindergesicht des kleinen Mädchens und die unbewegt vor sich hinblickenden Glatzen mit der NDF-Fahne.

Das kann ja heiter werden, dachte er. Die anderen in der Schule werden das Foto auch gesehen haben.

Dann ist ja heute Zoff angesagt. So einfach wie zu Hause konnte er sich in der Schule nicht aus der Affäre ziehen. Okay, er konnte etwas von einer Fotomontage murmeln. Oder von zwei verschiedenen Veranstaltungen. Dass man da einfach etwas durcheinander gebracht hatte. Jeder wusste doch, dass Fotos immer wieder manipuliert wurden.

Plötzlich brach ihm der Schweiß aus.

Und was sollte er Nina sagen?

Sollte er sie auch anlügen?

Udo trödelte auf dem Weg.

Er hatte absolut keinen Bock auf lange Auseinandersetzungen am frühen Morgen. So kam er erst mit dem Läuten der Schulglocke in die Klasse. Einige hatten die »Städtische Rundschau« vor sich liegen, andere den »Freien Wochenspiegel« oder die »Hamburger Morgenpost«. Udo hatte noch nie erlebt, dass sich seine Mitschüler so sehr für Zeitungen interessierten. Er, Udo Lehnhof, ihr Mitschüler, war auf allen Titelseiten.

Aus den Augenwinkeln sah er, dass Nina ihren Kopf auf ihre Hände gestützt hatte und nach draußen starrte.

Als er zu seinem Platz ging, verstummte jedes Getuschel.

Er zog seinen Stuhl unter dem Tisch hervor. Die Sitzfläche war mit einem Hakenkreuz beschmiert. Einen Augenblick sah Udo nachdenklich auf das Hakenkreuz, dann bückte er sich ein wenig, wischte mit dem Pulloverärmel darüber. Das Hakenkreuz war eingetrocknet.

Er setzte sich.

Dem Gegner ins Gesicht blicken. Er hob seinen Kopf und sah zu seinen Schulkameraden.

»Ist was?«

Jürgen war der Einzige, der antwortete.

»Du machst Schlagzeilen!«

Quasi gleichgültig zog Udo die Schultern hoch.

»Na und?«

Er sah, dass Josef Rosenberg seinem Nachbarn etwas zuflüsterte. Der nickte und beugte sich zu dem Jungen vor ihm.

Langsam, wie ein aus der Tiefe kommender Chor, sagte es erst einer, dann noch einer, noch einer, dann viele: »Nazischwein, Nazischwein, Nazischwein!«

Nina hatte die Handflächen auf ihre Ohren gepresst.

»Was ist denn hier los?« Frau Böhme stand plötzlich vor ihnen.

Ein letztes »Nazischwein« flog noch durch die Luft, dann war es still.

Ihre Klassenlehrerin sah auf die verschiedenen Zeitungen, dann zu Udo. »Möchtest du uns etwas über diese Schülerinitiative für freie Meinungsäußerung erzählen?«

Udo sah sie verblüfft an.

Eine Falle? Vielleicht. Aber es war immer noch besser, als alles totzuschweigen. Und natürlich konnte er etwas über das Kinderfest und sogar über die Demo erzählen. Schließlich war an der Tatsache an sich nichts Schlimmes. Eine Demo für freie Meinungsäußerung war total in Ordnung. Und ein Kinderfest auch. Auf die Motive und die vermutlichen Geldgeber brauchte er ja nicht einzugehen. Vielleicht konnte er sie sogar bagatellisieren?

Also erzählte Udo von seinem Ausflug nach Greifswald, dass er den Kindern beim Sackhüpfen und Büchsenwerfen geholfen hatte und dass das Ganze von der Presse als ein Nazitreffen hochgejubelt wurde.

Ob ihm jemand glaubte?

Nach seinen Ausführungen herrschte ein beklemmendes Schweigen.

»Das klingt ja wirklich gut«, sagte Erika Böhme mit einem feinen Lächeln. »Nur schade, dass gerade unser wichtigstes Gut, nämlich gleiches Recht für alle, egal, welche Hautfarbe oder welche Religion man hat, von der NDF mit Füßen getreten wird.«

Wahrscheinlich habe ich die Böhme unterschätzt, dachte Udo. Sie will mich natürlich jetzt zu einem Plädoyer für die NDF verleiten. Aber da hatte sie sich geschnitten. Auch wenn er wirklich noch voll auf dem rechten Trip gewesen wäre, hätte er wohlweislich seinen Mund gehalten. Schließlich wäre es absolut überflüssig gewesen, hier seine Gesinnung zu verteidigen. Aber jetzt lag die Sache sowieso anders. Im Prinzip hatte sie ja Recht. Willi Wöhlert und seine Kameraden waren nicht gerade für eine freie Meinungsäußerung.

Aber auch das wollte Udo nicht sagen.

Konnte er nicht sagen.

Erstens war überhaupt nicht sicher, ob unter seinen Mitschülern nicht ein Spitzel der NDF war, unscheinbar, bisher noch ganz und gar nicht auffällig, und zweitens hätten sie dann ja alle gewusst, dass er mit den Glatzen gemeinsame Sache gemacht hatte. Man würde ihm auch den Überfall auf Josef Rosenberg und womöglich den auf die kleine Hannah in die Schuhe schieben.

Und dann war es wahrscheinlich nicht mehr weit, bis jemand sehr unangenehme Fragen zum Tode Mehmets stellen würde. Schließlich hatte auch er ehrenamtlich im Asylantenheim gearbeitet. Ja, das Asylantenheim! Wie konnte er dann seinen Einsatz dort erklären? Udos Augen suchten Nina. Aber Nina starrte noch immer zum Fenster hinaus.

So, als ginge sie das alles nichts an.

»Kann schon sein«, sagte Udo darum betont gleichgültig. »Ich meine, wenn Sie das sagen, wird es wohl so sein. Ich interessiere mich nicht für Politik.« Und dann fügte er noch das hinzu, was Opa so oft gesagt hatte. »In der Politik haben doch alle Dreck am Stecken. Egal, was die für ein Parteiabzeichen tragen.« Beinahe hätte er noch hinzugefügt: Nirgendwo wird so viel gelogen wie in der Politik. Aber das hatte nicht Opa, sondern Willi Wöhlert gesagt. Er schwieg lieber.

Wie in Zeitlupentempo sah Udo, wie Nina sich zu ihm umdrehte und ihn ansah. Und es waren nicht einmal ihre Augen, die ihn beschämt zur Seite blicken ließen, sondern die Handbewegung, mit der sie ihr blondes Haar aus dem Gesicht strich. Als fegte sie einen Schleier von Tränen zur Seite.

Sie sah sehr blass aus.

»Auch da hast du Recht, Udo«, stimmte ihm Frau Böhme zu. Ganz kurz wunderte sich Udo, dass dies eine eigenartige Unterrichtsstunde war. Sie schien nur aus dem Dialog zwischen ihm und seiner Klassenlehrerin zu bestehen. Alle anderen waren bloß Zuhörer.

»Der Unterschied ist nur, dass die anderen Parteien demokratische Parteien sind. Und das kann man von der NDF nicht gerade behaupten.«

Udo zuckte wieder betont gleichgültig die Schultern und schlug sein Geschichtsbuch auf. Konnte sie sich jetzt vielleicht endlich der Französischen Revolution widmen?

Oder war heute nur Gegenwartskunde gefragt?

Erika Böhme sah ihn noch einen Augenblick nachdenklich an, dann begann der normale Geschichtsunterricht.

»Schlagt die Bücher bei der Französischen Revolution auf«, sagte sie.

In der Pause fragte Jürgen Udo: »Nun sag schon, was ist da in Greifswald gelaufen? Du bist doch nicht wirklich einer von denen?«

Am einfachsten wäre es jetzt, im Brustton der Überzeugung »Nein, natürlich nicht« zu sagen. Die Frage blieb, ob Jürgen ihm glauben würde.

Aber da war noch ein anderer Punkt.

Zwei Jungen aus der Abschlussklasse standen auf Hörabstand von ihnen entfernt. Sie standen mit dem Rücken zu ihm und Jürgen und doch merkte Udo an ihrer Haltung, dass sie gespannt auf seine Antwort warteten.

Das wäre nicht weiter schlimm gewesen, wenn ihm nicht im Vorbeigehen siedend heiß bewusst geworden wäre, dass er die beiden schon an einem anderen Ort gesehen hatte.

Sie hatten an einem Seitentisch in der »Fischerklause« gesessen, total unauffällig durch ihre korrekte Kleidung und eigentlich sogar ein wenig fehl am Platze wirkend. Sie hatten ihre Haare nach hinten gekämmt und trugen weder Springerstiefel noch andere rechtsextreme Symbole. Aber Udo war überzeugt, dass sie dazugehörten. Und heute Morgen hatte er geglaubt, sie an dem Laster gesehen zu haben, der einige Meter vor seiner Haustür geparkt hatte.

Spitzel für die »große Sache«?

Er durfte jetzt keinen Fehler machen. Wie würde Willi Wöhlert sein Leugnen auffassen? Als gute Taktik oder ein feiges Kneifen? Besser kein Risiko eingehen.

»Wir leben doch in einem freien Land?«, sagte Udo darum betont laut. »Kann man nicht einmal an einer Demo teilnehmen, ohne dass hier die Sau los ist?«

14. Kapitel

Udo hatte nicht gewusst, wie einsam man sich fühlen konnte. Früher war er vor Josef Rosenberg und seiner Clique auf der Hut gewesen. Er hatte sich feige und oft mies gefühlt, aber da gab es immer noch Jürgen. Jürgen war sein Freund. Und da waren noch ein paar andere, die sich aus allem heraushielten. Und natürlich war da noch der Leo. Dem war es immer viel schlechter gegangen als ihm. Außerdem war da seine heimliche Bewunderung für Nina. Irgendwie hatte er sich daran aufrichten können. Und an der Hoffnung, dass eines Tages alles besser werden würde.

Es hatte ja auch danach ausgesehen. Vor Josef Rosenberg brauchte er keine Angst mehr zu haben. Der hatte seit seiner Abreibung von ihm mit Hilfe der beiden Skinheads den Schwanz eingezogen. Eine Tatsache, auf die Udo zwar nicht mehr stolz, aber die doch ganz angenehm war. Und Nina hatte sich wunderbarerweise mit ihm angefreundet.

Wenn er an den Abend in ihrer Wohnung dachte, war das, als hätte er nur einen schönen Traum gehabt. Damals hatte sie ihm ihr Allheilmittel angeboten, die heiße Schokolade. Dann hatten sie über Krieg gesprochen und über Gewalt. Und dass Gewalt immer wieder Gewalt hervorrief.

Sie hatte ihm auch noch erzählt, dass Elsa ihm misstraut hatte.

»Das musst du ihr nicht übel nehmen«, hatte Nina noch entschuldigend hinzugefügt.

Jetzt wusste Nina, dass Elsa Recht gehabt hatte.

Und Herr Pflüger wusste es auch.

Alle wussten es inzwischen im Asylantenheim.

Auch Albin, der im Krieg seine Brüder verloren und selbst nur durch einen Zufall überlebt hatte.

Udo war nicht wieder in das graue Flachsteingebäude gegangen. Zu groß war seine Scham.

Und er fürchtete, dass der Geruch seines Verrats noch stärker war als der der Fäkalien, die er zusammen mit den Asylanten und Schulter an Schulter mit Nina beseitigt hatte.

Dieser Geruch, den er wohl auch in der Schule verbreitete.

Jeder mied ihn.

Jürgen hatte ihn nach seiner Aussage: »Wir leben doch in einem freien Land.«, erst nur perplex angesehen.

»Mensch, Alter, ich will wissen, ob du zu dem Verein gehörst?«, hatte er dann ungewöhnlich eindringlich gefragt.

»Und wenn?« Das klang forsch und laut.

»Ja, was wenn?«, hatte Jürgen nach einem Augenblick gesagt und ihn hilflos angesehen.

Die Pausenglocke hatte sie beide gerettet.

Aber seitdem mied Jürgen ihn. Manchmal warf er Udo einen Blick zu, unsicher, als könne er das nicht glauben, aber dann wandte er sich ab.

Und Nina? Nina schien ihn nicht einmal zu riechen. Sie sah ihn auch nicht. Er war absolut Luft für sie. Nein, Luft konnte man ja noch messen, man konnte sie einatmen, wieder ausatmen, man konnte sie im Winter sogar sehen, ein feines weißes Wölkchen, wie eine Sprechblase vor dem Mund. Nein, für Nina war er weniger als Luft.

Und seine Kameraden in der »Fischerklause«? Allen voran Willi Wöhlert? Einmal war Udo nach seinem durchschlagenden Erfolg als Titelheld der Tageszeitungen noch zu den Treffen gegangen. Man hatte ihm gratuliert.

»Ich wusste doch, dass du fotogen bist«, hatte Willi gesagt und ihm auf die Schulter geklopft.

Udo hatte nur genickt.

»Hast du Stress gehabt?« Willi hatte ein feines Gespür für Misstöne. Auch wenn sie nicht ausgesprochen wurden.

»Nee, nicht der Rede wert!«, sagte Udo.

»In der Schule ist das morgen schon wieder Schnee von gestern. Die werden sich schon daran gewöhnen. Du bist schließlich nicht der Einzige«, meinte Willi.

Also doch, dachte Udo und dachte an die beiden Typen aus der Abschlussklasse. Wie viele andere gab es noch?

»Oder machen deine Eltern Terror?«

»Nein, nein«, wehrte Udo fast erschrocken ab. »Die haben sich schnell beruhigt. Sie finden das ganz sozial. Ich meine, wenn ich mich um Kinder kümmere. Da ist ja auch nichts dabei. Mein Vater war früher selbst mal Pfadfinder.«

Abrupt brach Udo ab. Er merkte, dass er zu viel und zu schnell redete. Willi Wöhlert war nicht blöde. Besser ein wenig zugeben.

»Na ja, sie waren natürlich über das Foto erstaunt. Aber das war's dann auch. Mein Vater hat andere Sorgen!«, fügte er noch hinzu.

»Und die wären?«

»Seine Firma muss Entlassungen vornehmen. Angeblich wegen der Anschläge in Amerika. ›United World‹ hat viel mit den Amis zusammengearbeitet.«

Willi Wöhlert war scheinbar beruhigt. Er nickte.

»Da siehst du mal, was diese Kapitalisten alles auf dem Gewissen haben. Jetzt müssen viele ehrliche Deutsche um ihre Arbeitsplätze fürchten.«

Das war vor vierzehn Tagen gewesen. Seitdem hatte Udo Willi nicht mehr getroffen. Er hatte sich auch in der »Fischerklause« nicht mehr sehen lassen.

Vorsichtshalber hatte er angerufen. »Ich bin nicht in Ordnung. So eine Virusinfektion.«

Das war gelogen. Als Udo am Ende der Woche, fünf Tage nach den Aufsehen erregenden Schlagzeilen und seinem Foto in den Tageszeitungen, am Sonnabend einfach nicht mehr aufstand, hatte seine Mutter den Arzt rufen wollen.

»Was ist denn los mit dir? Du musst doch irgendwo Schmerzen haben?«

Udo hatte den Kopf zur Seite gedreht.

»Ich fühl' mich ganz einfach schlecht. Vielleicht 'ne Grippe oder so.«

»Temperatur hast du jedenfalls keine«, stellte Mutter mit einem Blick auf das Fieberthermometer fest.

Sie setzte sich zu ihm auf die Bettkante, versuchte, ihn zum Reden zu bringen. Aber er starrte nur ausdruckslos an die getünchte Wand.

Sie fühlte, dass er meilenweit von ihr entfernt war. Er hatte dunkle Schatten unter den Augen und wirkte total ausgelaugt. Sie war überzeugt, dass das etwas mit seinem Ausflug nach Greifswald zu tun hatte. Zu Hause hatte er ihr Bemühen und das seines Vaters, darüber zu reden, abgeblockt. Wie er das schon erfolgreich in den letzten Jahren tat, dachte sie. Vielleicht hätten wir auch öfter nachfragen sollen, etwas mehr Zeit für ihn haben müssen, aber hinterher war man immer schlauer.

»Ich bin alt genug. Ich weiß, was ich tue«, hatte er die Versuche seiner Eltern, jetzt mit ihm ins Gespräch zu kommen, im Keim erstickt.

»Lassen wir ihn erst einmal«, hatte Günther Lehnhof zu seiner Frau gesagt. »Vielleicht kommt er ja selbst zur Besinnung. Wahrscheinlich braucht er die Auszeit von der Schule, um mit sich selbst ins Reine zu kommen. Ich werde ihn krankmelden. Und das ist der Junge ja auch. Obwohl ihm bei seiner Krankheit kein Arzt helfen kann.«

Aber Udo hatte absolut keine Ahnung, wie er aus der verfahrenen Situation wieder rauskommen sollte. Er nahm jedes Wort seiner rechten »Kameraden« ernst. Er wusste auch, dass »einmal Kamerad, immer Kamerad« mehr war als nur eine freundschaftliche Umschreibung ihrer Zusammengehörigkeit. Das war eine Drohung. Die Treffen in der »Fischerklause« waren absolute Pflicht. Das hatte Udo auch ohne ein weiteres Wort begriffen. Und wer seiner Pflicht nicht nachkam, war ein unsicherer Kandidat, ein Weichei.

»Weicheier und Schlaffis können wir nicht gebrauchen«, hatte Willi ihm bei einem seiner Besuche vorgehalten.

Man konnte nicht heute den Rechten spielen und sich am nächsten Tag hinter Mutters Rockzipfel verkriechen. Aber er brachte die Kraft nicht auf, in die Schule zu gehen, dem Gegner ins Gesicht zu sehen.

Er wollte sich am liebsten verkriechen.

Oder einschlafen und nicht mehr aufwachen. Aber in seinen Träumen verfolgte ihn Mehmets lachendes Gesicht, als er und Nina zum Asylantenheim gingen. Oder er sah die entsetzten Augen der kleinen Hannah, als die Polizistin sie im Arm hielt.

Oder er hörte Albins monotone Stimme, die die Namen seiner toten Brüder aufzählte. Das alles drehte sich in seinem Kopf wie in einem Karussell.

Vielleicht werde ich ja wirklich krank, dachte er, so krank, dass sich alle Probleme von alleine lösen. Schließlich war er nur eine ganz kleine Nummer im großen Netzwerk der Rechten. Keiner würde viel Aufhebens um seinen Tod machen.

Und wieder dachte er an Mehmet.

Ob er noch Zeit genug gehabt hatte, um Todesangst zu fühlen? Oder war da nur ein großes Erschrecken gewesen?

Hatte er noch Schmerzen gespürt?

Was war schlimmer: Schmerz oder Angst? Oder ist Angst das Gleiche wie Schmerz?

Als man ihn unter der Brücke überfallen hatte, war alles so schnell gegangen. Der erste Schlag am Hinterkopf hatte ihn taumeln lassen. Und danach hatte er nur noch versucht auszuweichen. Durch den zweiten Schlag in den Magen war er auf die Knie gefallen.

Hatte er Angst gehabt? Wahrscheinlich, aber viel mehr erinnerte er sich an sein totales Erstaunen, dass ihm jemand zu Hilfe gekommen war.

Willi Wöhlert.

Sein Retter in der Not.

Wie ein guter Geist war er aus dem Nichts aufgetaucht.

Irgendwo hatte Udo mal gelesen: Die Geister, die ich rief, die werde ich nicht mehr los. Oder so ähnlich.

Er würde einiges dafür geben, sich von seinen »guten« Geistern zu befreien. Und er hatte sie nicht einmal gerufen. Er hatte sich nur in ihrer Kameradschaft gesonnt und sich bereitwillig vor ihren Karren spannen lassen. Ihre Hilfe gegen seinen Peiniger Josef Rosenberg nur zu gerne angenommen.

Aber schon bei dem bloßen Gedanken daran, was alles passieren könnte, wenn sie Verrat wittern würden, brach ihm der kalte Schweiß aus.

Willi wusste das natürlich. Und Udo ahnte auch, warum Willi ihn nicht besuchte. Wahrscheinlich hatte er bemerkt, dass Udo den Namen der »alten Rentnerin« auf dem Protokoll gelesen hatte. Für so etwas hatte Willi ein Gespür.

Und damit war Udo endgültig zur Gefahr geworden. Seine Aussage, dass die Roßkamp auch heute noch alles andere als harmlos war, war eine große Gefahr. Die Polizei müsste nachforschen und sie würde die Zusammenhänge erkennen: Er hatte Willi Wöhlert Mehmets Namen und Adresse gegeben. Gertrude Roßkamp war Willis Vermieterin. Sie war eine überzeugte und aktive Rechtsradikale. Mehmets Tod war kein Unfall. Und der einzige lebende Zeuge für diese Zusammenhänge war er, Udo Lehnhof.

Er wusste zu viel.

Und er stand nicht mehr treu zu seinen Kameraden.

Er kam nicht mehr in die »Fischerklause«.

Er zeigte schon durch sein Fernbleiben, dass er Schiss hatte.

Udo erinnerte sich schmerzhaft deutlich, dass in allen Reden Willis immer ein drohender Unterton zu hören gewesen war. Wahrscheinlich hatte er geahnt, dass Udo irgendwann einmal zweifeln könnte. Und dann sollte die Angst da sein. Für seine »Kameraden« waren Schmerz und Angst ein Zweck. Einmal Kamerad, immer Kamerad.

Wie bei den Terroristen, den Freiheitskämpfern, wie Willi sie immer wieder nannte. Da konnte auch keiner plötzlich sagen: »Danke, ich habe genug. Ich will nach Hause zu Frau und Kind.«

Sie waren treu bis in den Tod.

Udo konnte nicht im Bett liegen bleiben und auf bessere Zeiten hoffen.

Sie würden ihn finden.

Seitdem er nicht mehr in die »Fischerklause« ging, klingelte jeden Tag einige Male das Telefon. Wenn Mutter den Hörer abnahm, hörte sie nur ein Atmen. Dann wurde wieder aufgelegt.

»Richtig unheimlich«, hatte Udo sie zu Vater sagen hören.

Die letzten Tage hatte es auch nachts geklingelt. Dann war Vater ans Telefon gegangen. »So melden Sie sich doch!«, hatte Udo ihn rufen hören. Udo hatte einmal in der geöffneten Tür gestanden. Langsam legte Vater den Hörer wieder auf. »Er hat nur gelacht«, sagte er mehr zu sich selbst. »Aber was für ein Lachen! Dieses Lachen klang so«, er holte tief Luft, »so hämisch, so gemein. Ich glaube, ich werde das bei der Polizei melden. Das ist doch Telefonterror.«

Aber die Polizei konnte nichts tun. »Wir könnten Ihr Telefon überwachen lassen. Aber eine Fangschaltung bringt nur etwas, wenn der andere Teilnehmer lange genug in der Leitung bleibt. Das wissen die auch. Wer auch immer dahinter steckt.«

Mutter klopfte an die Tür.

»Da ist Besuch für dich, Udo!«

15. Kapitel

Jürgen, dachte Udo, Jürgen kommt. Eben doch ein wirklicher Freund. Er wusste, dass Udo eigentlich kein schlechter Kerl war. »Mensch, Alter«, würde er vielleicht sagen, »da bist du aber ganz schön in was reingeraten!« Und er brauchte auch gar nicht mehr so zu tun, als ob er zu den Rechten gehörte. Auf dem Schulhof hatte er sich nur künstlich aufgeregt, dass man in einem freien Land doch wohl an einer Demo teilnehmen dürfe.

Wahrscheinlich hatte Jürgen das inzwischen auch geschnallt.

Und wenn Jürgen Klartext reden wollte?

Er zog die Bettdecke hoch.

Dem Gegner wenig Angriffsfläche bieten.

Unsinn, Jürgen war nicht sein Gegner.

Aber schließlich hatte Udo doch einiges von den Karate-Weisheiten kapiert. Eine gute Abwehrhaltung muss als Ergebnis haben, dass der Gegner von weiteren Angriffen absieht.

Wollte Jürgen ihn angreifen?

»Tag, Udo«, sagte Kurt Pflüger.

»Soll ich einen Tee machen?«, fragte Mutter.

»Gerne«, sagte der Leiter des Asylantenheimes und zog sich einen Stuhl heran, um näher an Udos Bett zu sitzen.

Udo brachte kein Wort heraus.

Er zog die Bettdecke noch ein wenig höher. »Niggerfreund«, hatte Willi höhnend über den Leiter des Asylantenheimes gesagt.

»Feige Hunde«, hatte Kurt Pflüger die Angreifer im Asylantenheim genannt. Und jetzt wusste er wahrscheinlich, dass Udo einer von den feigen Hunden war. Vielleicht ahnte er sogar, dass Udo ihnen den Lageplan des Asylantenheims geliefert hatte.

Am liebsten hätte er sich die Decke über den Kopf gezogen. So wie er das als kleiner Junge getan hatte. Dann war sein Bett eine sichere Höhle gewesen und keiner konnte ihm etwas anhaben. Vor was hatte er damals eigentlich Angst gehabt? Er erinnerte sich vage an Feuer speiende Drachen und Monster. Kinderkram.

Er war kein kleiner Junge mehr. Und die Decke über den Kopf zu ziehen half nicht. Er konnte sich vor nichts und niemandem verkriechen.

Mutter brachte den Tee und zog leise die Tür hinter sich ins Schloss. Ob sie den Pflüger angerufen hatte? Wieso kam ausgerechnet er zu ihm?

Hatte er gehört, dass dieser Pastor Witte zur NDF gehörte?

Wem konnte man eigentlich noch trauen?

Wenn der Pflüger ihn nun reinlegen wollte?

»Dein Tee wird kalt«, sagte Kurt Pflüger.

Udo sah in den Tee, als könnte er auf dem Boden der dünnen Porzellantasse die Wahrheit finden.

»Glaubst du eigentlich an Gott?«, fragte ihn sein unerwarteter Besucher.

Ach du liebe Zeit! Kam er jetzt auch noch auf die christliche Tour. Dann hätte er ja auch gleich seinen Freund, den Pastor, mitbringen können. Eigentlich gar nicht so verkehrt. Dann hätte er ihm alles gebeichtet und der Pastor hätte ihm die Absolution erteilt. Vergebung der Sünden. Na prima! Das Problem war nur, dass seine Kameraden ihm wahrscheinlich nichts vergeben würden. Schon gar nicht, wenn er mit diesem ›Niggerfreund‹ gemeinsame Sache machte. War ja durchaus möglich, dass auch im Asylantenheim noch ein Spitzel saß.

»Udo?«

Kurt Pflüger sah ihn fragend an.

»Ja? Was? Ich meine, ich weiß nicht.«

Eine gute Abwehrhaltung muss als Ergebnis haben, dass der Gegner von weiteren Angriffen absieht.

»Glauben Sie an Gott?«

»Ja«, sagte Kurt Pflüger einfach und stellte seine Teetasse vorsichtig auf den Hocker neben Udos Bett. »Auf meine ganz persönliche Art und Weise. Es ist mehr ein Gefühl.« Er schwieg einen Augenblick, sah nachdenklich auf seine Hände. »Es ist nichts, das ich anfassen kann. Glauben ist für mich Wissen.«

Er sah Udos spöttisches Grinsen.

»Du kannst es mit dem Wind vergleichen. Du weißt, dass er da ist, denn du fühlst ihn. Aber sehen kannst du ihn nicht.«

Plötzlich hatte Udo wieder Ninas Gesicht vor sich. Wie sie ihren Kopf in den Nacken geworfen hatte, sodass ihre blonden Haare für einen Moment in der fahlen Sonne aufleuchteten und ihr Gesicht schutzlos dem kalten Januarwind ausgesetzt war. Wie schön sie ist, hatte er gedacht.

»Manchmal kann man Wind sehen«, sagte er mehr zu sich selbst.

Sie schwiegen beide. Udo trank in kleinen Schlucken seinen Tee und dachte an Nina. Ob sie hinter dem Besuch Pflügers steckte?

»Ich soll dir Grüße ausrichten«, sagte Kurt Pflüger.

Auf Udos fragenden Blick fügte er noch hinzu. »Nein, nicht von Nina. Aber von den Jungen.« Er schwieg einen Moment und sagte dann: »Sie vermissen dich.«

Wollte der Typ ihn veralbern? Auch wenn sie die Überschriften der Zeitungen nicht gelesen hatten, so war Udo doch überzeugt, dass sie es alle wussten. Dafür würde Elsa schon gesorgt haben. Die hatte doch den Pflüger gleich vor ihm gewarnt.

Er fragte ihn: »Warum haben Sie der Elsa nicht geglaubt?«

»Ich habe ihr geglaubt«, sagte Kurt Pflüger langsam.

Udo öffnete den Mund zu einer nicht ausgesprochenen Frage.

»Manchmal ist es besser, die Laus im Pelz zu kennen«, sagte er ungewohnt scharf.

Udo sackte auf sein Kopfkissen zurück.

Laus im Pelz. Eine Laus zerknackte man zwischen den Fingernägeln.

»Vielleicht glaubte ich auch, dass du deine Meinung ändern würdest, wenn du mit unseren Jungen zusammenarbeitest«, fügte er besänftigend hinzu.

Udo schwieg.

Habe ich ja auch, schrie es in ihm. Aber was hilft mir das denn? Ich bin Willi Wöhlerts persönlicher Schützling. So was kann man nicht wie eine getragene Jacke an den Haken hängen. Eher hing man selbst.

Unmöglich, sich diesem ›Niggerfreund‹ anzuvertrauen. Der stand ja selbst auf der Abschussliste der Rechten. Und es zählte überhaupt nicht, dass er Kurt Pflüger sympathisch fand. Sehr sogar. Das machte alles höchstens noch gefährlicher. Jedes weitere Wort von ihm brachte den Leiter des Asylantenheimes wahrscheinlich in Gefahr.

»Gehen Sie«, bat Udo.

Kurt Pflüger schüttelte den Kopf.

»Angst ist oft ein schlechter Ratgeber«, sagte er. »Und in deinen Augen lese ich Angst, Udo.«

Udo wollte unwillig auffahren, aber eine Handbewegung seines Besuchers ließ ihn innehalten.

»Sag einfach nichts«, fuhr Kurt Pflüger fort. »Nicke nur oder schüttele deinen Kopf, wenn ich etwas frage. Ist das eine Möglichkeit?«

Befürchtete er, man könnte sie abhören?

Unsinn, er wollte ihm nur die Möglichkeit zum stillschweigenden Eingestehen geben.

Also gut, kein Wort würde über seine Lippen kommen.

Er zog zweifelnd die Schultern hoch.

»Die Glatzen haben dir gegen Josef Rosenberg geholfen, nicht wahr?«

Udo schnappte nach Luft. Woher wusste der von seinem früheren Peiniger und Erzfeind? Nina, natürlich, Nina musste mit Kurt Pflüger geredet haben. Ein warmes Gefühl breitete sich in seinem Bauch aus. Das erste Mal seit über einer Woche. Sie hatte über ihn geredet, er war ihr noch immer nicht gleichgültig.

Udo nickte.

»Hast du von der Aktion gegen seine kleine Schwester gewusst?«

Empört schüttelte Udo den Kopf.

Nachdenklich nickte Kurt Pflüger.

»Und von dem Überfall auf unser Heim?«

Hatte er von der Aktion gewusst? Nein! Und nochmals nein! Er hatte den Lageplan gezeichnet, aber das war doch alles, bevor er die Jungen dort kennen gelernt hatte, die kleine Claude, Nina, die anderen.

Er schüttelte den Kopf.

Die nächste Frage kam blitzschnell, scharf, durchschnitt die Luft wie ein Messer.

»Wusstest du von dem Attentat auf Mehmet?«

Schützend zog Udo die Bettdecke höher. Entsetzt starrte er Kurt Pflüger an. Glaubte er das wirklich? Glaubte er, dass er etwas davon gewusst haben konnte? Glaubte er, er wusste von einem Mord? Oder glaubte das Nina?

»Schon gut«, sagte sein Besucher und stand auf. »Ich bin

überzeugt, dass du davon vorher nichts gewusst hast. Aber man kann sich auch durch Stillschweigen schuldig machen.« Und an der Tür wandte er sich noch einmal zu Udo um.

»Nicht die Neonazis sind gefährlich, sondern die schweigende Mehrheit, die Angst hat!«

Kurt Pflüger war vielleicht eine Stunde weg. Udo war gerade am Eindösen gewesen, als ein Klirren ihn auffahren ließ. Es war sein Fenster, etwas war durch die Scheibe geflogen, es regnete einige Splitter. Ein weißer Ball rollte fast bis zu seinem Bett. Udo sah ihn an, sah zu der kaputten Scheibe und nahm den Ball. Nein, es war kein Ball. Es war ein ziemlich runder Stein, in ein weißes Tuch gewickelt. Udo löste das Tuch. In schwarzen, ungelenken Druckbuchstaben stand da: »Tod dem Verräter!«

Und daneben war ein Galgen gemalt. Genauso ein Galgen, wie Wöhlerts Mannen ihn auf die Mauer des Asylantenheims gemalt hatten.

16. Kapitel

Mutters Schrei drang ihm durch Mark und Bein. Er hatte sie noch nie so schreien hören.

Sie schneiden ihr die Kehle durch, dachte Udo in panischer Angst. Er sprang aus dem Bett. Wild entschlossen sah er sich um. Eine Waffe? Er griff zum Hockeyschläger, riss die Tür auf, raste die Treppe hinunter.

Da stand Mutter in der offenen Eingangstür.

Es war niemand zu sehen.

»Mutter?« Udo krächzte beim Anblick ihres aschfahlen Gesichts. Sie sah ihn nicht an, hob langsam ihre Hand und wies auf die Tür.

An der Außenseite der Tür hing eine Katze. Nein, sie hing nicht da, ihre vier Pfoten waren an die Tür genagelt, ihr Kopf hing seltsam verdreht nach hinten. Das Weiße ihrer Augen war zum unschuldigen Blau des Himmels gerichtet. Oh Gott, mir wird schlecht, dachte Udo, der Hockeyschläger glitt polternd aus seiner Hand, er setzte sich auf eine Treppenstufe.

Mutter stand noch immer da, wie erstarrt, ihre Hand wies auf Bruto. Ganz langsam sank sie herab. Mit den Schritten einer alten Frau ging sie in die Küche, sackte dort auf einen Stuhl.

Udo saß noch immer auf der Treppenstufe, starrte wie hypnotisiert die tote Katze an.

Wer tut so etwas, dachte er, wer um alles in der Welt nagelt ein hilfloses Tier an eine Tür?

Bruto hing an ihrer Tür. An der Tür eines ganz gewöhnlichen Reihenhauses in einer ganz gewöhnlichen Kleinstadt in der Nähe Hamburgs?

Warum, warum bloß?

»Kommst du, Udo?«, rief Mutter. »Und schließ bitte die Tür.«

Ihre Stimme klang wie durch einen Trichter an sein Ohr. Von weit her. Er konnte doch nicht einfach die Tür schließen? Trotzdem gehorchte er, ging ebenfalls in die Küche.

Mutter hatte den Telefonhörer in der Hand.

»Ja«, hörte er sie sagen, »ist gut, Günther.«

Sie wandte sich zu Udo.

»Ich soll die Polizei anrufen«, sagte sie. Ihre Stimme klang noch immer brüchig.

Natürlich, die Polizei. Das war Tierquälerei in seiner abscheulichsten Form. Wem hatte Bruto etwas getan? Und wieso hing das arme Tier an ihrer Eingangstür? Der gefleckte Kater gehörte dem alten Arno Wiegmann. Udo wusste das, weil ihn Herr Wiegmann vor Jahren einmal im Supermarkt angesprochen hatte.

»Bruto hat dich in sein Katzenherz geschlossen, nicht wahr? Ich hab dich beobachtet. Von dir lässt er sich sogar kraulen.« Er lachte kurz auf. »Kannst dir was darauf einbilden. Er ist sehr wählerisch, mein Bruto!«

Und jetzt hing Bruto an ihrer Tür. Bei dem bloßen Gedanken daran fühlte Udo wieder den Brechreiz in sich aufsteigen. Ich sollte ihn abnehmen, schoss es ihm durch den Kopf. Aber er wusste auch, dass er das nicht konnte.

»Die Polizei«, sagte Mutter und wies auf einen grünweißen Dienstwagen vor ihrer Tür. Fast gleichzeitig traf auch Udos Vater ein. Er hörte ihn mit den Beamten reden, dann schloss Günther Lehnhof die Tür auf.

»Oh, Günther! Es ist so schrecklich!« Erst jetzt begann Mutter zu weinen. Beruhigend nahm Udos Vater Mutter in den Arm, strich ihr tröstend über den Rücken. Über ihre Schulter sah er zu Udo.

»Wer tut so etwas?«, fragte er.

Einer der Beamten zuckte die Schultern. Seine zwei Kollegen machten Fotos, ein dritter strich mit einem feinen Pinsel ein Puder über das Holz, rieb mit einer Folie darüber und legte sie in einen flachen Kasten. Erst dann lösten sie die Katze von der Tür.

Vater goss Wasser in die Kaffeemaschine und füllte den Filter mit Kaffeepulver.

»Ich glaube, einen Kaffee können wir jetzt alle gebrauchen!«

Kurz darauf saßen die Polizisten zusammen mit Vater und Mutter am Küchentisch.

»Haben Sie einen Verdacht? Haben Sie Feinde?«, fragte der Beamte, der Bruto in einem weißen Plastiksack in den Kofferraum des Polizeiwagens gelegt hatte.

»Um Himmels willen, nein!«, sagte Vater. »Ich bin ein ganz gewöhnlicher Ingenieur bei ›United World‹.« Er lachte bitter auf. »Demnächst wahrscheinlich arbeitslos! Und meine Frau arbeitet bei der Bank! Ganz normal am Schalter.«

»Und du?«, sagte der wahrscheinlich Dienstältere zu Udo. »Irgendwie kommt mir dein Gesicht bekannt vor.« Er runzelte leicht die Stirn, dann nickte er. »Natürlich, du hast Schlagzeilen gemacht!«

»Richtig«, sagte sein Kollege. »Diese Demo in Greifswald.«

Auf einmal herrschte eine unheilvolle Stille in der Küche.

»Was hat das denn mit Bruto zu tun?« Udo verstand überhaupt nichts mehr, wollte nicht verstehen. Aber der Stein mit der Warnung war ja deutlich genug gewesen.

Vater erzählte davon, zeigte das weiße Tuch mit der Drohung.

Der Polizist stand auf. Er wandte sich wieder an Vater. »Wenn Sie Anzeige erstatten wollen, kommen Sie bitte aufs Revier. Unabhängig davon ermitteln wir wegen Tierquälerei.«

Er warf Udo einen Blick zu.

»Nimm das nicht auf die leichte Schulter. Deine Kameraden sind oft nicht gerade zimperlich.«

Das hatte Udo schon kapiert. Natürlich!

»Deine Kameraden sind oft nicht gerade zimperlich« war das fehlende Puzzlestück für diese abscheuliche Tat.

Eine blutige Warnung an ihn!

Willi Wöhlert hatte ihn beschatten lassen.

Wie oft hatte er sich beobachtet gefühlt, Schritte hinter sich gehört? Das waren doch keine Gespenster gewesen! Jetzt hatte er zu lange nichts von Udo gehört. Und wahrscheinlich hatten Willis Spitzel ihn mit Bruto gesehen. Wie er Bruto gekrault hatte.

»Es ist nicht einmal meine Katze«, sagte Udo. »Sie gehört Herrn Wiegmann von Nummer siebenunddreißig.«

Der Beamte machte sich eine Notiz. Dann gab er Udo eine kleine gelbe Visitenkarte. »An deiner Stelle würde ich da mal anrufen. Ich glaube, du sitzt ganz schön in der Tinte!«

Mutter schloss die Augen, schüttelte den Kopf. »Ich kann das alles nicht glauben. Doch nicht hier, nicht in unserer Stadt!«

»Das sagen sie alle«, sagte der Polizist und zog die Schultern hoch. »Also, bis dann!«

Er sagte das in einem Ton, als wäre er überzeugt, dass sie sich wieder sehen würden.

Udo ging, ohne ein weiteres Wort zu sagen, wieder nach oben in sein Zimmer. Er hatte absolut keinen Bock auf eine Diskussion mit seinen Eltern. Ob es wohl möglich war, dass seine rechten Kameraden hinter dieser widerlichen Tat standen? Ihm hatte schon die Diskussion über die zerbrochene Scheibe gelangt.

Er warf sich auf sein Bett und schloss die Augen. Sie brannten. Mutter hatte zumindest weinen können. Aber die hatte Vater ja auch tröstend in den Arm genommen.

Egal, er musste einen klaren Kopf behalten, nachdenken. »Nimm das nicht auf die leichte Schulter«, hatte der Polizist ihn gewarnt. Er nahm es nicht auf die leichte Schulter. Udo hatte persönlich selten etwas Abscheulicheres gesehen als Bruto an der Tür hängend. Hoffentlich war er schon tot gewesen, dachte er. Sie werden ihn doch nicht lebend angenagelt haben? Nein, dann hätten er oder seine Mutter wahrscheinlich etwas gehört. War sowieso erstaunlich, dass sie nichts bemerkt hatten.

»Eine gelungene Aktion«, glaubte er Willi Wöhlert sagen zu hören. »Kurz und effektiv!« Aber warum?

Wenn ihn jemand beobachtet hatte, war ihnen auch der Besuch von Kurt Pflüger nicht entgangen. Vielleicht war das sogar der letzte Anstoß für den makaberen Warnschuss gewesen. Der Stein war nicht genug. Udo sollte begreifen, dass sie es ernst meinten.

Oder konnte Josef Rosenberg dahinter stecken? Der hegte schließlich auch nicht gerade freundschaftliche Gefühle für ihn. Udo rief sich die letzte Szene in der Schule wieder vor Augen. Als er mit Josef hatte reden wollen. »Verpiss dich«, hatte Josef zornig gesagt, aber Udo hatte auch dessen Angst gefühlt. Nicht Angst vor Udo, sondern vor seinen Kameraden, vor der ganzen rechten Szene. Nein, der schied wahrscheinlich aus. Also blieb nur Willi Wöhlert mit seiner Truppe.

Na, dann Prost, dachte Udo.

Also alles der Reihe nach: Man hatte ihn warnen wollen. Ein Stein durchs Fenster und eine tote Katze an der Tür waren handfeste Warnungen.

Vielleicht könnte er noch alles wieder hinbiegen, wenn er zu Willi Wöhlert ging. Dann könnte er über Kurt Pflüger, den ›Niggerfreund‹, reden und dass der ihn angebaggert hatte. Und die Sache mit Bruto und der eingeworfenen Scheibe könnte er lässig herunterspielen. Etwa so: »Schon ein Hammer, das mit dem Stein und der Katze. Aber ihr hattet ja Recht. Ich hätte schon viel eher kommen sollen. Besonders, nachdem der Pflüger bei mir war. Ist doch klar, dass ihr da misstrauisch werden musstet. Ich wäre das auch geworden. Ich meine, wenn sich ein anderer Kamerad so dämlich aufgeführt hätte wie ich.«

Vielleicht würde man ihm glauben.

Vielleicht auch nicht.

Wahrscheinlich war, dass Willi Wöhlert einen Beweis seiner Treue und Einsatzfreude sehen wollte.

Irgendeine Aktion.

Vielleicht gegen den ›Niggerfreund‹ Pflüger persönlich?

Schon der Gedanke daran trieb ihm Schweißperlen auf die Stirn. Nein, er wollte an keiner Aktion mehr teilnehmen. Kurt Pflüger war in Ordnung, auch wenn er sich für Farbige einsetzte. Oder gerade weil er sich für Farbige einsetzte.

Wie mies hatte er sich schon im Asylantenheim gefühlt! Er hatte es nur nicht wahrhaben wollen.

Was blieb ihm dann?

Willi Wöhlert würde ihn nicht so einfach gehen lassen!

Oder doch? War er nicht ein ganz kleiner Fisch? Das Problem war wohl wirklich, dass Willi Wöhlert sich bei ihm persönlich so engagiert hatte.

Sein Fernbleiben würde er wahrscheinlich als eine persönliche Beleidigung auffassen.

Und einen Willi Wöhlert beleidigte man nicht ungestraft. Außerdem wusste er zu viel!

Er war ein Sicherheitsrisiko!

Er hatte den Hohlraum in Willi Wöhlerts Zimmer gesehen. Das Versteck mit den Plakaten.

Tod den Verrätern der rechten Szene! Er wusste von der Liste eliminierter Aussteiger und der Bedrohung weiterer »Verräter«.

Er wusste von der Bespitzelung Josef Rosenbergs, der Aktion gegen ihn.

Er selbst hatte den Plan des Asylantenheims an Willi weitergegeben. Er hatte ihm von Mehmet erzählt, seine Anschrift genannt. Er kannte den Namen der Zeugin für Mehmets »Unfall«. Ihren Einfluss.

Waren das nicht genug Gründe, um ihn mundtot zu machen?

Er wusste es nicht.

Er konnte doch erst einmal versuchen, einfach nicht mehr hinzugehen.

Vielleicht nahm er sich selbst viel zu wichtig!

Er würde ja nicht zum Verräter werden. Über alles, was er gehört hatte, würde er seinen Mund halten. Das war klar. Sonst könnte er ja gleich Selbstmord begehen.

Aber ob das genug war?

Würden Willi Wöhlert, die Männer hinter ihm und seine Skinheads ihm glauben? Oder musste er noch einmal hin, um zu sagen, dass er nicht mehr an die große Sache glaubte?

Nein, das allein war schon Verrat.

Einmal Kamerad, immer Kamerad.

Er konnte nur hoffen, dass sie ihn vergessen würden. Vielleicht, weil wichtigere Dinge zu erledigen waren.

Große, geplante Aktionen! Der Flächenbrand von West nach Ost!

Sein Mund fühlte sich trocken und pelzig an. Wie er es auch drehte und wendete, er saß in der Klemme.

Und er hatte keine Ahnung, wie er da wieder rauskommen konnte.

17. Kapitel

»Du kannst dich hier nicht verkriechen«, sagte Opa. »Du musst wieder in die Schule gehen. Die Angst vor dem, was passieren könnte, macht dich kaputt.«

Udo schwieg.

Was wusste Opa denn? Der hatte doch selbst gegen die Asylanten gemotzt. Mit seiner Wohnung am Wiesengrund hatte doch alles angefangen. Und das mit der Wohnung war und blieb eine Gemeinheit.

»Ich habe in den letzten Tagen viel nachgedacht«, sagte Opa. »Ich habe das Gefühl, nicht deutlich genug meine Meinung gesagt zu haben. Und so hat das damals auch angefangen. Ich meine den Zweiten Weltkrieg. Auch damals haben viele geglaubt, das geht schon irgendwie wieder vorbei, hielten sich raus, schwiegen. Aber es ging nicht vorbei. Ich hätte dir wahrscheinlich viel deutlicher sagen sollen, dass Gewalt nie eine Lösung ist. Auch damals haben viele geglaubt, dass die Juden an allem schuld sind. Das ist natürlich nicht wahr.«

Er hörte Udo verächtlich schnauben.

»Ich weiß, ich weiß, ich habe gesagt, dass der einzige nette und freundliche Jude unser Nachbar Isaak war. Aber ich meinte damit natürlich nicht, dass er der *einzige* nette und freundliche Jude war. Ich kannte nur keine anderen oder habe einfach nicht weiter darüber nachgedacht, ob jemand Jude war oder nicht.«

Genau wie ich, dachte Udo. Er hatte auch nie über Josef Rosenberg als Juden nachgedacht. Sondern ganz einfach nur als einen gemeinen Schulkameraden, der ihn triezte und ihm das Leben schwer machte. Und so hatte das alles angefangen, wie ein Schneeball, der zu einer Riesenlawine geworden war.

»Das alles ist so schrecklich. Ich weiß einfach nicht mehr weiter!«

Udo konnte nur mit Mühe ein Schluchzen unterdrücken.

Opa beugte sich vor und nahm Udos Hände in seine.

»Ja, das glaube ich. Aber wir können immer nur bei uns selbst anfangen. Du darfst dich nicht ganz hineinziehen lassen. Hass ist so schrecklich. Ehrlich gesagt bleibe ich lieber bis an mein Lebensende in meiner feuchten Bude im Schrebergarten, als dass einem Asylanten ein Haar gekrümmt wird. Die Asylanten können nichts für unsere Politiker. Und wenn einige der Ausländer von unserem Staat profitieren, ist mir das immer noch lieber, als wenn ich mir die Hände schmutzig machen würde.«

Er rieb über Udos kalte Hände. »Oder genauso schlimm: Ich möchte nicht, dass du dir die Hände schmutzig machst.«

Udo zog seine Hände weg.
Das war ja nun zu spät.
Er hatte sich seine Hände schon schmutzig gemacht.
»Udo«, sagte Opa eindringlich, »du kommst da alleine nicht wieder raus!«
Und jetzt konnte Udo nicht mehr. Ganz plötzlich war er am Ende seiner Kräfte. Obwohl er doch geschworen hatte, nie und niemandem etwas zu erzählen, erzählte er Opa unter Tränen von der Abreibung, die er Josef Rosenberg mit Hilfe zweier Skinheads verpasst hatte. Und dass er einen Lageplan des Asylantenheimes gezeichnet hatte.
»Aber du musst mir glauben«, schluchzte Udo, »dass man Mehmet was antun würde, davon wusste ich nichts. Das glaubst du mir doch?«, fügte er flehentlich hinzu.
Opa nickte, obwohl er bei Udos stockendem Bericht blass geworden war.
»Ja, natürlich glaube ich dir«, sagte er und seine Augen röteten sich. »Wichtig ist nur, wie wir dich aus dem Schlamassel rauskriegen können.« Er schüttelte hilflos den Kopf. »Das ist ja alles noch viel schlimmer, als ich gedacht habe. Obwohl ich das mit der Katze schon unglaublich fand. Irgendwie nicht hierher passend. Nicht in unsere Stadt.«

Ja, das hatte Mutter auch gesagt. Aber Geranien vor den Fenstern, schmucke Häuser und gefegte Bürgersteige sagten eben nichts darüber aus, was sich hinter den Fassaden verbarg.
»Der Leiter des Asylantenheims war hier«, sagte Udo. »Er war gar nicht böse auf mich. Kannst du dir das vorstel-

len? Er hat sogar gewusst, dass ich ein Spitzel für die Rechten war.«

»War?«, fragte Opa mit Nachdruck.

Udo seufzte tief.

Er hatte schreckliche Angst.

Er hatte keine Ahnung, wie es weitergehen sollte.

Aber eins wusste er jetzt und in diesem Moment ganz genau: Er würde nie wieder für Willi Wöhlert arbeiten. Nie wieder an einer Aktion teilnehmen.

Und das sagte er auch Opa.

Und in dem vergeblichen Versuch zu scherzen fügte er noch hinzu: »Ich hoffe nur, dass sie mich nicht an eine Tür nageln!«

»Nun dreh aber nicht durch, Junge«, brummte Opa. »Du bist doch letzten Endes nur ein ganz kleiner Fisch.«

Udo zog die Bettdecke wieder etwas höher.

»Du hast keine Ahnung, wozu die imstande sind.«

Und weil er seinen Schwur, nichts und niemandem etwas zu erzählen, doch schon gebrochen hatte, berichtete er Opa auch von der kleinen Hannah, der sie die Haare abgeschnitten hatten, von dem Überfall auf das Flüchtlingsheim und die übel riechende Kloake, die sie dort ausgegossen hatten. Und er erzählte von Elsa und ihrer kleinen Tochter. Die Tochter hieß Claude. Und auch Claude lebte im Flüchtlingsheim.

Einen Moment dachte Udo daran, wie Nina ausgesehen hatte, als die kleine Claude wie ein Äffchen an ihrem Hals gehangen hatte. Er hatte das Gefühl, als würde er keine Luft mehr bekommen. Und er erzählte Opa von den Anrufen, dem hämischen Lachen, dem Stein und den Worten auf dem weißen Lappen.

Opa schüttelte nur immer wieder den Kopf, als säße der plötzlich nicht mehr fest auf seinem Hals.

»Hab ich doch gelesen«, sagte er mehr zu sich selbst. »Ich meine, das mit dem jüdischen Kind. Ja, und natürlich wurde von einem Überfall auf das Asylantenheim berichtet. Aber da stand nur, dass einiger Sachschaden entstanden sei.«

»Das mit dem Sachschaden stimmt ja auch«, sagte Udo bitter. »Es ist niemand weiter verletzt worden. Bis auf einen Wachmann. Den haben sie angepinkelt. Aber sonst ist nichts passiert.«

Opa stand ruckartig auf.

»Wird dann wohl Zeit, dass was passiert«, sagte er.

Und auf einmal sah Opa gar nicht mehr wie Opa aus. Mehr wie der Soldat, der vor vielen, vielen Jahren einmal sein Land verteidigt hatte. Im festen Glauben an eine gute Sache.

Er wusste, er musste Udo helfen. Ohne den Wirbel um die Wohnungen wäre Udo vielleicht nicht in diese Situation hineingeraten. Mit seiner eigenen Ruhe war es sowieso vorbei.

Auf jeden Fall fühlte er sich mitverantwortlich. Und er wusste aus eigener Erfahrung, dass man die Nazis nicht unterschätzen durfte. Das hatte er als blutjunger Soldat im Zweiten Weltkrieg getan. Er würde den gleichen Fehler nicht noch einmal machen.

Er hatte sich damals damit entschuldigen können, dass er vieles nicht gewusst hatte. Aber hatte er nicht auch zur Seite gesehen, als die ersten Übergriffe auf Juden stattgefunden hatten? Wie so viele hatte er geglaubt, dass es schon nicht so schlimm werden würde. Ein paar Arbeitslager, gewisse Einschränkungen, vieles war wohl einfach feindliche Propaganda! Diesmal glaubte er an die Gefahr. Die Neonazis waren gefährlich. Und vielleicht konnte er heute etwas wieder gutmachen, was er damals versäumt hatte.

Udo hatte keine Ahnung, was Opa vorhatte.

Und das war vielleicht auch besser.

18. Kapitel

Udo ging wieder zur Schule.

Für einige Stunden war es, als hätte er nur einen bösen Traum gehabt.

Jürgen hatte ihn freundlich begrüßt. »Hallo, Alter, wieder in Ordnung?«

Udo wusste nicht, was Jürgen damit meinte, also nickte er nur und sagte: »Geht schon wieder. Irgend so ein Virus.«

»Ich habe davon gehört«, sagte Jürgen und klang nun wieder ganz und gar zweideutig.

Ein absolutes Wunder war Nina. Sie lächelte ihn an. Sie lächelte ihn tatsächlich an. Und in der Pause fragte sie Udo auch noch: »Wann kommst du denn wieder mit ins Asylantenheim?« Als ob er sich je wieder dahin trauen würde! Aber er konnte sowieso nichts sagen. Sie sah ihn nicht nur an, nein, sie redete mit ihm und lächelte. Dieses Lächeln, das ihm Gummiknie und akutes Magengrummen verursachte. Und sie duftete noch immer nach frischen Äpfeln.

Doch der allergrößte Hammer war Leo.

Leo hatte sich die Haare abrasiert, trug eine Bomberjacke und schwarze Springerstiefel mit weißen Schnürsenkeln.

Leo Lintorf war ein Skinhead geworden.

Die Wirkung war phänomenal.

Alle machten auf dem Schulhof einen Bogen um ihn und er marschierte wie ein Gockel auf dem Hühnerhof zu Udo.

»Na, wieder im Lande?«, schnarrte er und klemmte seine Daumen hinter seinen Gürtel. In Westernmanier wippte er auf seinen Stiefeln.

Es wirkte absolut lächerlich.

Aber niemand lachte.

Alle sahen zu Udo und dem plötzlich anscheinend um einige Zentimeter gewachsenen Leo.

Plötzlich hatte Udo ein Zitat Willi Wöhlerts im Ohr. Und als wenn ein Pfropfen aus seiner Kehle gesprungen wäre, dozierte er mit lauter, deutlicher Stimme:

»Noch ist Deutschland nicht verloren. Jeder, der anständig ist und sich sauber verhält, sich entschlossen zur Sache bekennt, der passt zu uns!« Udo holte tief Luft und musterte den neuen Skinhead von Kopf bis Fuß. »Und wenn ich dich anschaue, Leo Lintorf«, sagte Udo noch lauter, »dann ist Deutschland wirklich noch nicht verloren.«

Leo hatte beim ersten Satz Udos noch etwas triumphierend gegrinst, um dann in dämlicher Erstarrung zu begreifen, dass Udo ihn niedermachte. Ihn, den neu aufgenommenen Skinhead. Auf den Willi Wöhlert große Hoffnung setzte, wie er ihm versichert hatte.

»Das wirst du bereuen«, zischte er, »das schwör ich dir.«

Udo glaubte es ihm auch so.

Was er nicht begreifen konnte, war der Stimmungswechsel seiner Schulkameraden, allen voran Nina. Er hatte mit allem Möglichen gerechnet, sich seelisch auf weitere Ächtung vorbereitet, und nun dieser für ihn total unverständliche Umschwung.

Welche Heinzelmännchen waren hier am Werk gewesen?

Von Jürgen hörte er nach beharrlichem Drängen, dass es nur ein ›Heinzelmännchen‹ gab: Kurt Pflüger war in der Schule gewesen. In seiner Klasse. Er hatte vom Flüchtlingsheim erzählt. Rektor Holm hatte ihn eingeladen.

»Vielleicht trägt das etwas zur Entspannung bei«, hatte er zu Kurt Pflüger gesagt.

»Eine gute Idee«, hatte der geantwortet. »Die Jugend weiß viel zu wenig von unserer Arbeit!«

Und ganz beiläufig hatte er am Ende seiner Ausführungen Udo erwähnt, der von extremen Rechten in etwas hineingezogen worden sei, was seinem Wesen vollkommen fremd war.

»Ein klasse Typ, euer Klassenkamerad«, hatte der Pflüger gesagt. Und dann noch hinzugefügt: »Ihr müsst nicht alles glauben, was in der Zeitung steht.«

Damit war die Sache mit der Demo abgetan.

Die ermordete Katze hatte sie alle viel mehr berührt. Wer tat denn so etwas? Was konnte denn die Katze eines Nachbarn dafür, dass Udo bei den Rechten in Ungnade gefallen war? Alle, bis auf Leo, waren überzeugt. Leo war am Tag danach als brandneuer Skinhead in der Schule erschienen. Sie mieden ihn, da jeder wusste, dass er zwar selbst ein Feigling war, aber er hatte jetzt mächtige Kameraden. Keiner wollte die gleichen Schwierigkeiten bekommen, die Udo am Hals hatte.

Zu Nina hatte Kurt Pflüger noch ein paar Takte mehr gesagt, aber das wussten seine Mitschüler nicht.

Wie selbstverständlich begleitete Udo Nina nach Hause.

Eine ganze Weile liefen sie schweigend nebeneinander.

Einmal glaubte er, ihre Hand zu fühlen, aber das konnte auch ein verirrter Schmetterling gewesen sein.

Die Luft roch nach Frühling.

Vor ihrer Haustür blieben sie stehen.

»Weißt du noch?«, sagten sie beide gleichzeitig und meinten den Abend, als sie auch hier gestanden hatten, nachdem sie den ganzen Tag Schulter an Schulter den Dreck im Asylantenheim beseitigt hatten.

»Dein Allheilmittel ist wohl heute nicht drin?«, fragte Udo.

Nina schüttelte bedauernd ihren Kopf.

»Meine Mutter ist oben. Sie hat Nachtschicht gehabt. Meistens steht sie gerade auf, wenn ich von der Schule komme.«

Udo nickte verständnisvoll.

»Also dann«, sagte er, »ein anderes Mal vielleicht.«

Und obwohl alles total kompliziert war, dicht unter seiner Haut eine Scheißangst pulsierte, ging Udo doch nicht mehr so gebückt unter der Last von Scham und Schuld.

»Du musst etwas tun«, hatte Nina gesagt. »Sie werden dich nicht in Ruhe lassen. Bitte, Udo, bitte, tu was!«

Dann beugte sie sich vor und küsste ihn.

»Ich möchte dich nicht verlieren. Ich meine, nicht endgültig. Du musst jetzt an deine Sicherheit denken. Ich bitte dich!«

Wie benommen ging Udo nach Hause. Diesmal gaben seine Verfolger sich keine Mühe, nicht gesehen zu werden. Ein alter Opel fuhr langsam hinter ihm her, hielt dann schräg gegenüber vor ihrem Haus.

»War was?«, fragte Mutter erschrocken. Er sah so fremd aus.

»Nein, nichts«, wehrte er ab. Um dann etwas freundlicher hinzuzufügen: »Wirklich nicht, Mutter. Ich muss nur nachdenken. Glaube mir, ich muss nur nachdenken.«

Und als Udo lange genug nachgedacht hatte, suchte er die kleine Visitenkarte des Polizisten. Ich glaube, du brauchst Hilfe, hatte der gesagt. Das war, als sie Bruto an die Tür genagelt hatten.

Ja, er brauchte Hilfe. Professionelle Hilfe. Hier ging es um mehr als um eine tote Katze. Hier ging es vielleicht um sein Leben.

Tod dem Verräter!

Er fand die Visitenkarte. Lothar Müller stand darauf und eine Telefonnummer.

Udo rief an. Er nannte seinen Namen.

»Ja«, sagte der ihm unbekannte Teilnehmer, »ich habe von dir gehört.«

Udo überraschte nichts mehr.

»Wir müssen uns treffen«, sagte Lothar Müller. »Und miteinander reden.« Er sagte auch noch: »Du bist in Gefahr, Udo!« Seltsamerweise beunruhigte das Udo nicht. Er wusste, dass er in Gefahr war. Und er war erleichtert, dass der Mann, der ihm helfen sollte, das auch wusste.

Das machte manches einfacher.

Lothar Müller? Hatte er diesen Namen nicht schon einmal gehört?

Udo kam nicht drauf.

Am nächsten Tag ging er zu der angegebenen Adresse.

Und obwohl er es total bescheuert fand, er sich wie in einem billigen Krimi fühlte, sorgte er dafür, dass ihm diesmal niemand folgen konnte. Einmal versteckte er sich in einem Hauseingang und ging erst weiter, als die Schritte des Mannes hinter ihm sich entfernten.

Noch eine Ecke weiter, eine Nische, eine grau zementierte Wand, eine braune Holztür, ein Klingelknopf, genau wie Lothar Müller es ihm am Telefon beschrieben hatte. Ein Namensschild war nicht zu finden.

Lothar Müller hatte dunkelbraune Locken und ein blasses Gesicht. So, als wäre er lange nicht mehr an der frischen Luft gewesen. Er zog seinen Besucher nach einem kurzen Blick auf die Straße schnell in den Hausflur.

»Gut, dass du da bist.«

Udo schwieg.

»Komm«, sagte Lothar und ging eine steile Treppe zum ersten Stock nach oben. Am Fenster stellte er sich verdeckt auf und blickte durch eine halb geschlossene Jalousie auf die Straße. Sie war menschenleer.

»Ich habe von Kurt Ballisch von dir gehört«, sagte Lothar. »Anscheinend war dein Großvater bei ihm.«

Opa?, dachte Udo, aber er fragte: »Wer ist Kurt Ballisch?«

»Hauptkommissar bei der hiesigen Polizei.«

»Ein Bulle? Wie kommt mein Opa an einen Bullen?«

»Wahrscheinlich genauso, wie du an meine Telefonummer gekommen bist«, sagte sein Gegenüber leicht lächelnd. »Du hattest doch einige Schwierigkeiten, oder vielmehr, du hast sie noch immer!«

Ja, so konnte man das wohl sagen: Er hatte einige Schwierigkeiten!

Udo ließ sich auf ein Sitzkissen fallen. »Klar doch«, sagte er, »ich kann wirklich nicht einfach zur Polizei gehen und sagen: Leute, da sind so ein paar Glatzen und noch ein paar Typen im Hintergrund, die wollen mir ans Leder.«

Er dachte an den Stein, an Bruto.

»Nee, natürlich kannst du das nicht«, bestätigte ihm Lothar. Und ganz plötzlich wusste Udo auch, wieso Lothar ihm so vertraut vorgekommen war. Auf einem der Plakate mit dem Aufdruck »Tod dem Verräter!« hatte er sein Gesicht gesehen. Irgendwas an dem Gesicht hatte ihn gefesselt. Er sah Lothar aufmerksam an.

Es waren die feinen Lachfältchen um die Augen. Sie machten die Augen zu zwei kleinen Sonnen. Auch wenn er nicht lächelte.

Lothar Müller war einmal einer von ihnen gewesen.

Er war ausgestiegen. Und er lebte noch.

Jetzt half er anderen Skinheads, alternden, ausgebrannten, die endlich ihre Ruhe haben wollten, oder reuigen, die durch eine neue Freundin plötzlich kapierten, was sie für Mist gebaut hatten. Jeder hatte so seine eigenen Gründe.

»Ein neues Aussteigerprogramm«, erklärte er Udo. »Der Verfassungsschutz hat für Rechtsextreme eine Brücke gebaut.« Er lächelte kurz. »Und ob du es glaubst oder nicht, es funktioniert. Und das ist zum großen Teil diesem Ballisch zu verdanken. Jedenfalls hier in unserem Kreis. Natürlich ist er kein gewöhnlicher Bulle«, erklärte ihm Lothar ungefragt. »Er sitzt bei der Kripo und spielt alles andere als den neuen James Bond der Szene. Die Glatzen wissen nur, dass sie sich auf ihn verlassen können.«

»Oh«, sagte Udo zweifelnd. Die Frage war doch wohl eher, ob man sich auf die Glatzen verlassen konnte. Die versprachen doch alles, wenn sie dafür Kohle bekamen. Und dann drehten sie sich um und mischten weiter mit.

Lothar spürte seine Zweifel.

»Nee, ganz so einfach ist das natürlich nicht«, gab er zu. »Die müssen schon was bringen, ein paar Schritte auf uns zugehen. Gerade so viele, dass sie nicht mehr zurückkönnen.«

»Dann unterschreiben sie ihr Todesurteil«, sagte Udo sachlich. »Freiwillig lassen die niemanden gehen.«

»Ich weiß«, sagte Lothar ohne jede Dramatik, »mir haben sie zur Warnung die Arme gebrochen. Danach bin ich untergetaucht. Aber damals gab es auch dieses Aussteigerprogramm vom Verfassungsschutz noch nicht.«

Udo seufzte tief.

»Mensch, ich bin ein kleiner Fisch. Für so jemanden wie mich kommen die vom Verfassungsschutz doch gar nicht erst mit ihrem Hintern hoch.«

Lothar strich sich eine dunkle Haarlocke aus dem Gesicht. »Das können sich die Herren nun wieder nicht erlauben. Dafür wurde in den Medien zu viel darüber berichtet.«

Wieder sagte Udo »Oh«, denn er hatte nichts darüber gelesen. Vielleicht sollte er doch mehr als die Überschriften und die Sportseite lesen.

Opa hatte das anscheinend getan.

»Weißt du, Udo, nach den vollmundigen Ankündigungen können sich das Bundesministerium und der Verfassungsschutz einfach keinen Fehlschlag leisten. Und ein auffälliges Desinteresse an Mitläufern schon gar nicht.«

War er ein Mitläufer? Bah, das klang total beschissen, aber wenn er ehrlich war, dann war er genau das: ein Mitläufer, ein Gernegroß wie der von ihm verachtete Leo, einer, der sich im Glanze eines Willi Wöhlerts gesonnt hatte.

»Das Angebot für die Ex-Staatsfeinde ist nobel«, fuhr Lothar fort.

»Mensch, ich bin doch kein Staatsfeind!«

»Oh, nein?«, sagte Lothar und lächelte ein wenig spöttisch.

»Weißt du nicht zum Beispiel ganz genau, dass ein gewisser Mehmet vor einen einfahrenden Zug gestoßen wurde? Und die Zeugenaussage der alten Rentnerin ist von der ›schwarzen Gertrude‹. Hast du dein Wissen gemeldet?«

»Ich bin doch nicht lebensmüde!«

Wegen Udos verwirrtem Gesichtsausdruck fügte Lothar noch erklärend hinzu: »›Schwarze Gertrude‹, so heißt die Roßkamp schon seit Jahren bei uns. Nur diesmal hat sie einen Fehler gemacht. Sie hat sich zu einer Zeugenaussage hinreißen lassen. Wahrscheinlich, um ihren Zögling Willi Wöhlert zu schützen. Den hat sie nämlich sozusagen großgezogen. Wenn wir beweisen können, dass sie eine Falschaussage gemacht hat, ist sie dran. Wir haben einen anderen Zeugen, der sagt, dass Mehmet gestoßen wurde. Aber natürlich will der anonym bleiben. Wir müssen beweisen können, dass Wöhlert da mit drin hängt.«

Udo nickte.

»Ich habe die Abschrift dieser Aussage bei Willi Wöhlert gesehen«, sagte Udo fast automatisch. »Und außerdem habe ich ihm von Mehmet erzählt. Ihm auch seinen Namen und seine Anschrift gegeben.«

Lothar sprang wie elektrisiert auf.

»Menschenskind, das ist es! Genau das! Dann haben wir diesen Wöhlert. Die Hände macht er sich nur sehr selten schmutzig.« Für einen kurzen Augenblick sahen sie sich an und lächelten beide bitter. Dann sagte Lothar: »Mit deiner Aussage können wir ihn festnageln. Noch einmal zusammengefasst: Willi Wöhlert hatte von dir Mehmets Namen und seine Anschrift. Mehmet arbeitete im Asylantenheim. Wir haben einen Zeugen, der gesehen hat, dass Mehmet vor den Zug gestoßen wurde. Und jetzt haben wir deine

Aussage, dass Gertrude Roßkamp die ›harmlose Rentnerin‹ ist, die behauptete, Mehmet sei gestolpert. Bei ihr wurde von dem vernehmenden Polizisten die Verbindung zur rechten Szene übersehen. Und somit auch nichts an die entsprechende Dienststelle weitergeleitet. Also: Gertrude Roßkamp ist Willis Wirtin und von *ihm* wusste sie, wo der schreckliche Anschlag auf Mehmets Leben geplant war. Und ›zufällig‹ war sie zur Stelle. Als angeblich glaubwürdige Zeugin für einen Unfall. Wirklich idiotisch, dass die Polizei bei ihrem Namen nicht stutzig wurde. Da müssen wir noch einmal nachhaken. Auf jeden Fall haben wir ihn, den feinen Herrn Wöhlert. Damit können wir ihn festnageln«, wiederholte Lothar.

Festnageln war der falsche Ausdruck. Es weckte schmerzliche Erinnerungen bei Udo.

»Die machen mich fertig«, sagte er. »Du denkst doch nicht, dass ich so eine Aussage machen kann und die lassen mich in Ruhe?«

»Ich sagte doch, das Angebot des Verfassungsschutzes ist großzügig. Wir müssen führende Neonazis aus der Szene herausbrechen. Und Willi Wöhlert ist so einer. Der hat ein Charisma, der könnte sogar seine eigene Mutter verkaufen. Total gefährlich. Ein Mann ohne Gewissen. Gut und schlecht gibt es für ihn nicht. Nur Vorbilder aus dem Dritten Reich.«

Udo glaubte ihm aufs Wort. Das war es ja gerade.

»Du würdest absoluten Personenschutz bekommen«, sagte Lothar Müller sachlich. »Und das gilt auch für deine

Eltern. Ich habe gehört, dass dein Vater bei ›United World‹ Schwierigkeiten hat. Die müssen viele Stellen abbauen. Der Verfassungsschutz besorgt ihm eine neue Arbeitsstelle.«

»Die haben uns doch gleich am Arsch«, sagte Udo. »Menschenskinder, vielleicht war das früher nicht so, aber jetzt sind die total vernetzt.« Er holte tief Luft. »Bis hin nach Afghanistan, zu den Taliban, Bin Laden und den sich wehrenden Irakern. Alle Terroristen sind für die ›Freiheitskämpfer‹!«

»Meinst du, das wissen wir nicht? Der Verfassungsschutz ist seit dem 11. September endgültig aus seinem Winterschlaf erwacht. Und zwar international. Nein, keine Bange, ihr würdet alle eine neue Identität bekommen.«

»Eine neue Identität? Für jemanden wie mich?«

Udo kam sich vor wie in einem »Tatort«. Nur so ganz begriff er das Drehbuch nicht.

»Habt ihr keine Angst, dass solche wie ich nur zum Schein aussteigen?«, fragte er, weil ihm das Ganze eine Nummer zu groß war. Eine neue Identität, das bedeutete neue Namen, eine neue Schule, eine andere Stadt.

Und Nina?

»Niemand darf auch nur etwas davon wissen«, sagte Lothar eindringlich. »Das würde alles gefährden.«

Er hörte Willi Wöhlert noch sagen: »Da können wir auch manchmal die Familie nicht schützen. Da sind wir ganz und gar nicht zimperlich.«

Ja, das begriff Udo, und obwohl Nina so weit entfernt war wie noch nie, bekam er doch Gummiknie bei dem Gedanken, dass er sie nicht mehr wieder sehen sollte.

Aber erst am nächsten Tag, als er beim Zähneputzen vor dem Spiegel stand, überfiel ihn die ganze Wucht des Gespräches mit Lothar Müller. Wenn er sich ansah, dann wusste er: Das bin ich, Udo Lehnhof. Ich wohne mit meinen Eltern in der Akazienstraße 24. Opa ist mein bester Freund, oder Jürgen. Ich kenne jedes Haus auf dem Weg zur Schule, ich bin hier geboren, ich bin hier zu Hause. Wie kann ich ein anderer werden? Eine neue Identität? Konnte man überhaupt mit einem anderen Namen, in einer anderen Stadt einfach so neu anfangen? Was für eine Vergangenheit hatte er dann? Er hatte keine Freunde mehr, wusste nicht, vor wem er sich in Acht nehmen musste. Fiese Typen gab es doch überall.

Aber er war doch nur Udo Lehnhof, weil jeder ihn auch als Udo Lehnhof kannte. Sogar die Böhme konnte was über ihn sagen: »Udo Lehnhof, natürlich, mein Schüler. Hat sich leider mit schlechten Freunden eingelassen. Aber in der Klasse ist er mir nicht unangenehm aufgefallen. Mehr einer von den ruhigen Schülern, verstehen Sie!«

Und wenn man ihren alten Nachbarn Arno Wiegmann fragen würde? »Ein netter Junge! Das weiß ich ganz genau. Wissen Sie, mein Kater Bruto hatte einen untrüglichen Instinkt. Der hätte sich sonst nie von Udo streicheln lassen!« Vielleicht würde der alte Mann beim Nennen des Namens seines Katers die Lippen aufeinander pressen. »Kriminelle,

Kriminelle waren das! Mein Bruto! Aber der Udo, der war in Ordnung!«
Und Opa? Mein Gott, Opa war doch genauso in Gefahr wie er und seine Eltern! In totaler Panik rief er Lothar Müller an. »Das geht doch alles nicht! Ich meine, ich kann doch nicht ein anderer werden, und Opa, und Jürgen, ich gehöre doch hierher, unser Haus ...« Er brach ab.

»Ruhig Blut«, sagte Lothar. »Wenn du kannst, komm heute gegen fünf Uhr wieder zu mir. Und sei vorsichtig! Heute Mittag gehst du ja erst zu Ballisch.«

19. Kapitel

Hauptkommissar Ballischs Büro war völlig anders, als Udo es sich vorgestellt hatte.

Hinter dem einfachen Schreibtisch hingen ein paar Lachnummern: ein Hitler-Hampelmann zum Ausschneiden, ein Michael Schumacher mit Nazibärtchen und dazwischen ein Spruch zwischen Witz und Wahrheit: »Beamte sind wie Spermien. Nur einer von einer Million erreicht sein Ziel.«

Udo konnte ein leichtes Grinsen nicht unterdrücken.

Aber Kurt Ballisch erreichte sein Ziel.

Nicht jeden Tag, aber immer öfter.

Die Glatzen vertrauten ihm.

Es war Udo ein absolutes Rätsel, wie er das zu Wege brachte.

»Tag und Nacht für sie da sein«, sagte Kurt Ballisch ruhig. »Sie können mich vierundzwanzig Stunden lang an meinem Handy erreichen. Die Glatzen und ihre viel wichtigeren politischen Hintermänner«, fuhr Kurt Ballisch fort, »sind mit den üblichen Strategien nicht zu erreichen. Reine Repression führt zu nichts. Die Gruppen schließen sich nur enger zusammen.«

Udo nickte. Klar doch.

Er hatte sich doch auch auf dieser Welle von Kameradschaft getragen gefühlt. Ein tolles, einmaliges Gefühl war das gewesen. Und ganz tief im Innern bedauerte er, dass er dieses Gefühl für immer und ewig aufgeben musste. Er hatte erkennen müssen, dass es auf Sand gebaut war. Diese Art Kameradschaft war nicht echt. Aber in Zukunft würde ja wahrscheinlich nichts mehr echt sein: nicht sein Name, nicht seine Vergangenheit, er würde neu geboren werden, geklont, ach, was auch immer. Die Panik kam wieder hoch. Ruhig Blut bewahren, hatte Lothar Müller gesagt. Tief durchatmen, konzentrier dich auf den Ballisch, ermahnte Udo sich selbst.

»Kumpelige Kuschelei bringt auch nichts«, fuhr der gesetzte Polizist gerade fort und strich nachdenklich durch seinen kurz gestutzten Kinnbart. »Blöde sind sie schließlich nicht. Wenn ich ihnen nur Jobs anbiete und sie fallen in ein neues Netz, habe ich noch nichts verändert.«

Er legte den Kuli, mit dem er gespielt hatte, gerade vor sich hin und sah Udo mit leicht zusammengekniffenen Augen an.

»Ich habe lange mit Lothar Müller gesprochen. Also noch einmal: Du verschweigst mir nichts? Außer der Prügelei mit den Skinheads hast du keinen Dreck am Stecken?«

»Nein, bestimmt nicht!« Udo stotterte fast: »Doch, natürlich, den Lageplan des Asylantenheims habe ich Willi Wöhlert geliefert.« Und leiser: »Und Name und Anschrift

Mehmets. Aber ich wusste ja nicht, was passieren würde. Wirklich nicht!«

»Das wissen wir. Aber am Asylantenheim werden sie sich die Zähne ausbeißen. Auf den Überfall warten wir. Da laufen sie uns ins offene Messer.

Willi Wöhlert wird da wohl nicht dabei sein. Aber zusammen mit deiner protokollierten, eidesstattlichen Aussage betreffend Mehmet und des von dir angefertigten Lageplans haben wir den feinen Herrn am Arsch!«

»Und ich?«, fragte Udo bedrückt. »Muss ich in den Knast? Ich meine, da machen die mich doch fertig? Irgendwer bekommt doch immer raus, wer und was ich mal war!«

»Du kommst noch einmal mit einem blauen Auge davon«, beruhigte ihn der Polizist. »Ganz bestimmt wird gegen dich keine Anklage erhoben werden.«

Er zog unwillig die Nase hoch. »Ich hoffe, du denkst nicht, dass du eine weiße Weste hast. Die Sache mit Josef Rosenberg ist absolut mies gewesen. Egal, was da vorher zwischen euch gelaufen ist.« Er schwieg einen Moment. »Wie gesagt, das mit Mehmet glauben wir dir. Wir sind sogar überzeugt, dass sie Namen und Anschrift schon hatten, dass das mehr ein Test war, ob du die Wahrheit sagst. Letzten Endes wittern sie überall Verrat!« Er schwieg wieder einen Moment.

»Ich glaube nicht, dass du eine Zukunft mit deinen ›Kameraden‹ willst, nicht wahr? Irgendwann würdest du bestimmt im Knast landen! Und das ist trotz gegenteiliger Berichte keine Jugendherberge.«

»Weiß ich doch«, sagte Udo kleinlaut.

Das Gespräch mit Lothar Müller am späten Nachmittag beruhigte Udo nur teilweise.

»Natürlich ist dein Opa mit von der Partie. Er wäre sonst total gefährdet. Ist doch klar. Er wird zwar nicht die Wohnung am Wiesengrund, aber eine trockene Altenwohnung im ersten Stock bekommen. Sie wird ihm gefallen. Fünf Minuten entfernt von eurem neuen Reihenhaus.«

Udo öffnete den Mund, brachte aber keinen Ton heraus. Opa musste auch alles aufgeben. In seinem Alter! »Alte Bäume verpflanzt man nicht mehr«, hatte er mal zu Udo gesagt. »Ich bin froh, dass wir alle hier von der Siedlung zusammen in die neuen Wohnungen am Wiesengrund ziehen.«

Und jetzt musste er seinetwegen alles aufgeben, seine Freunde, die gemütlichen Abende mit Bertas Kartoffelsalat, seine Bierchen mit seinem besten Freund Otto, den Schrebergarten, alles.

Lothar Müller schien Gedanken lesen zu können. »Dein Opa weiß das alles«, sagte er ruhig. »Aber er will zur Verhaftung dieser Neonazis beitragen. Er sagte, er habe einmal die Gefahr unterschätzt und nichts getan. Jetzt will er tun, was er kann. Alles hat seinen Preis. Deine Sicherheit, eure Sicherheit ist auch für ihn am wichtigsten.«

In Udos Kopf drehte sich alles. Was hatte er nur angerichtet? Er wollte keine neue Identität. Er wollte der bleiben, der er war. Und Opa sollte nicht seinetwegen alles aufgeben müssen. Könnte er doch nur die Zeit zurückdrehen. Lieber würde er sich noch weiter von Josef Rosenberg triezen lassen.

»Ich finde, dass du das auch so sehen solltest: Wir können durch eure Hilfe den Wöhlert aus dem Verkehr ziehen. Und wenn alles schnell geht, ist er auch nicht gewarnt. Vielleicht kommen wir noch an seine politischen Hintermänner.«

Udo dachte an den Hohlraum unter dem Fußboden in Willis Zimmer und er erzählte Lothar davon.

Der nickte zufrieden.

»Begreifst du, dass deswegen alles schnell gehen muss? Wenn die erst bemerken, dass etwas faul ist, finden wir nichts mehr.«

Begreifen und fühlen sind zweierlei.

Vom Verstand her wusste Udo, dass das alles nötig war. Aber er fühlte sich schon jetzt entwurzelt, total hilflos einem unbekannten Sicherheitsapparat ausgeliefert, der bestimmte, wer er war, wo er wohnte, was überhaupt geschehen würde.

»Ich muss mit Opa reden!«

Lothar Müller runzelte die Augenbrauen.

»Er wird bestimmt beschattet. Aber gut, bring ihm etwas vorbei. Was du sonst auch gemacht hast. Vielleicht einen Topf mit Essen, einen Kuchen, irgendetwas.«

Mutter packte mit verheulten Augen eine selbst gemachte Sülze in den Topf. Udos Schuldgefühle kamen wieder.

»Geh nur«, sagte sie. »Natürlich hat Kommissar Ballisch mit uns gesprochen. Es ist schrecklich. Aber haben wir eine Wahl?

Natürlich nicht! Also geh zu Opa! Der kann dir das besser erklären.«

»Was gibt es da zu erklären«, sagte Vater. »Entweder die oder wir. So einfach ist das.« Er sah Udo an. »Wir wissen doch, dass du das alles nicht gewollt hast. Es ist nicht deine Schuld!«

Es ist nicht meine Schuld, es ist nicht meine Schuld, es ist nicht meine Schuld, sagte Udo lautlos bei jedem Schritt in Richtung Opas Schrebergarten. Diesmal versuchte er keine Verfolger abzuschütteln. Er brachte Opa einen Topf mit Sülze.

Harmlos, unverfänglich. Hoffentlich haben sie keine schnelle, effektive Aktion vor, schoss es Udo durch den Kopf. Den Fuß aufs Gas, voll mit dem Auto auf ihn drauf, wusch und weg war der Verräter.

Er schluckte.

Diese Angst würde er von nun an immer haben müssen. Angst um sein Leben. Jeder Schritt hinter ihm, jeder Schatten in der Dämmerung, jedes ungewohnte Geräusch, alles würde ihn zusammenzucken lassen, er würde immer auf der Hut sein müssen.

Nein, so konnte er nicht leben.

Plötzlich fiel ihm wieder ein Spruch vom Karate ein.

»Oberstes Ziel in der Kunst des Karate ist nicht Sieg oder Niederlage – der wahre Karatekämpfer erstrebt die Vervollkommnung seines Charakters.«

War vielleicht doch nicht so bescheuert! Aber um das zu begreifen, musste man wohl erst ein paarmal auf die Matte geknallt sein. Na ja, das war er ja wohl. Ganz schön auf die Schnauze gefallen.

Selbstmitleid überspülte ihn.

Bei Opa konnte er endlich heulen. Opa legte seinen Arm um ihn und hielt ihn fest. Irgendwann hatte Udo keine Tränen mehr.

»Ich darf mich von niemandem verabschieden!«

»Ich weiß«, sagte Opa. »Jedes Treffen könnte unseren Freunden gefährlich werden. Die Glatzen haben dafür einen siebten Sinn entwickelt, sagte der Kommissar.«

Unsere Freunde?

Natürlich, auch Opa durfte sich nicht von Otto und den anderen Freunden verabschieden.

»Alles meine Schuld«, murmelte Udo.

»Schuld? Es dreht sich hier nicht um deine Schuld, Udo. Du bist da reingeraten. Jetzt müssen wir zusammen das tun, was nötig ist.«

»Ich kann das nicht!«

Opa schob den Topf mit der Sülze zur Seite. »Jetzt hör mir mal gut zu, mein Junge. Du hast keine Schuld. Zumindest nicht daran, wie sich die Sache entwickelt hat. Aus dem ersten Schneeball ist die bewusste gefährliche Lawine geworden. Und wenn wir nicht mitgerissen werden wollen, müssen wir zur Seite springen. Ein Sprung ins Ungewisse. Aber wir bleiben alle am Leben. Und nicht nur wir, sondern wahrscheinlich einige andere auch. Ausländer, Juden, wer immer noch auf ihrer Liste stehen mag. Und die ohne unsere Hilfe vielleicht keine Chance haben.

Kapiert? Es dreht sich nicht nur um uns. Wir haben keine Wahl! Entweder die oder wir!«

Jetzt sagte Opa das Gleiche wie Vater.

»Abschied ist scheiße«, sagte Udo.

»Ja«, sagte Opa. »Aber jeder Abschied ist auch ein neuer Anfang!«

Ein Anfang, um den auch er nicht gefragt hatte. Der ihm verdammt schwer fiel. Aber das brauchte er dem Jungen nicht noch extra unter die Nase zu reiben. Das wusste er auch so.

Praktisch gesehen waren die nächsten zwei Tage wie ein schlechter Film.

Jeder von ihnen, Opa, Mutter, Vater und er, durften nur die nötigsten, die allerwichtigsten Sachen zusammenpacken. So viel, wie man bei einer Nacht-und-Nebel-Aktion in Koffern mitnehmen konnte.

Udo verbrachte zwei schlaflose Nächte.

Nicht nur wegen der jetzt fast stündlichen anonymen Anrufe: Atemgeräusche, ein hämisches Lachen, sonst nichts.

Genug für einen Horrorfilm.

Leider gab es hier keine Schauspieler, sie spielten selbst die Hauptrollen.

Die Täter waren bekannt.

Ich hatte es gefühlt, bevor ich es zu denken wagte, dachte Udo in erster Selbsterkenntnis. Das Unrecht, das riesengroße Unrecht, die Scham, die Schuld. Seine eigene Schuld.

Irgendwo in ihm hatte eine leise Stimme immer wieder aufbegehrt. Sogar schon, als er Josef Rosenberg zusammengeschlagen hatte daliegen sehen.

Er wusste mehr, als er gewagt hatte zu denken.

»Wir müssen alle vier wollen«, hatte Opa gesagt. »Ein starker eigener Wille, das wiegt mehr als dieses braune Gesocks.«

Und wie bekommt man einen starken Willen?

Udo hatte keine Ahnung. Schließlich konnte man eine Portion Mut mit einer Extraportion starkem Willen nicht im Supermarkt kaufen.

Lothar Müller war in totaler Verkleidung noch am vorletzten Abend zu ihm gekommen. Wenn nicht alles so unfassbar gewesen wäre, hätte Udo über die Maskerade lachen können. Ein falscher Bart, eine Halbglatzenperücke, absurd, total absurd.

»Nur Mut«, sagte er, »du schaffst das schon. Wir beide bleiben in Kontakt. Versprochen?«

Ein kleiner Trost.

»Und der Leo?«, fragte Udo plötzlich. Wie konnte er den vergessen? In seinem Kopf ging alles durcheinander, herrschte das totale Chaos. »Diese Memme ist plötzlich ein Skinhead. Das darf doch nicht wahr sein!«

»Doch, es ist wahr«, sagte Lothar und drehte an seinem

Bart. »Sie werden immer wieder neue kleine Fische ködern. Eine Bomberjacke steht für Sieg. Und mit der Bomberjacke gewinnen selbst Feiglinge. Plötzlich macht man ihnen an der Bushaltestelle Platz. Da ist man wer. Auch wenn man eigentlich nur ein ganz armes Würstchen ist.«

Jetzt dachte Udo wieder an den toten Türken Mehmet und er presste die Hände gegen seine pochenden Schläfen.

»Manchmal sind auch kleine Würstchen gefährlich«, sagte er.

»Ich weiß«, versuchte Lothar ihn zu beruhigen. »Die Gruppe macht es.«

Opa hatte gesagt: »Namen sind Schall und Rauch. Du bleibst, wer du bist. Neue Identität oder nicht. Tröstet dich das nicht ein wenig? Du selbst kennst doch auch deine Vergangenheit, deine Wurzeln. Du nimmst sie mit. Du bekommst einen neuen Namen, aber das ist nur eine andere Bezeichnung für denselben Menschen. Du bleibst der Sohn deiner Eltern, du bleibst mein Enkel.«

Udo glaubte, ein leises Zittern in Opas Stimme gehört zu haben. Aber vielleicht hatte er sich auch geirrt. Opa war in den letzten Tagen stark und unbeirrt seinen Weg gegangen.

Nichts mehr mit »Ich will meine Ruhe haben«.

Aber da war noch der Sprung ins Ungewisse.

Immer noch besser als die stets näher heranrollende Lawine.

Ihr Grollen war unüberhörbar.

Ein zweiter Stein flog durch das Küchenfenster.

Diesmal war darauf »Tod dem Verräter« mit roter Tinte geschrieben. Und in der gleichen, ungelenken Handschrift stand darunter sein Name: Udo Lehnhof.

Die Buchstaben waren etwas verschmiert. Die rote Tinte sah aus wie Blut.

Opa spielte am letzten Abend Skat mit seinen Freunden. Und er ließ sie gewinnen. Ein kleines Abschiedsgeschenk.

»Mit dir ist heute Abend auch nicht viel los«, scherzte sein Freund Otto. »Aber gut, ich gebe dir nächste Woche Revanche!«

»Ja, nächste Woche«, sagte Opa und rieb sich die Augen.

Der Zigarrenrauch Ottos brannte plötzlich fürchterlich.

Mutter verabredete sich mit einer Kollegin zum Kaffeetrinken in der Stadt.

»Wird Zeit, dass wir mal wieder etwas gemeinsam unternehmen«, hatte sie gesagt und an die vielen Male gedacht, die sie verpasst hatte. Die auch nie wieder kommen würden.

Vater hatte offiziell zu hören bekommen, dass »United World« von einem japanischen Konzern geschluckt werden würde. Seine Entlassung wurde eine Tatsache.

Er nahm es mit Gelassenheit. Und er schämte sich, weil er wusste, dass er nicht auf der Straße sitzen würde.

Doch für alle war der Preis hoch.

Sie spielten das Spiel, weil ihnen nichts anderes übrig blieb.

Sie hatten keine Wahl.

Und Udo? Udo dachte an Nina, hatte immer wieder den Telefonhörer in der Hand. Eine kleine Nachricht konnte doch nicht schaden. Er brauchte doch weiter nichts zu sagen.

Aber er wusste auch, dass er es nicht tun würde.

Das, was er sagen wollte: »Komm, besuch mich mal!«, oder: »Wie wäre es mit deinem Allheilrezept?«, war absolut unmöglich.

Und alles andere wusste sie.

Davon war er überzeugt.